黄帝八十一难经

难经本义 华佗中藏经

周鸿飞 叶磊 满天 点校

执象

杏林传习十三经

·郑州·
河南科学技术出版社

图书在版编目（CIP）数据

黄帝八十一难经、难经本义、华佗中藏经/周鸿飞，叶磊，满天点校
. —郑州：河南科学技术出版社，2017.4(2020.5重印)
（杏林传习十三经）
ISBN 978-7-5349-8553-9

Ⅰ.①黄… Ⅱ.①周… ②叶… ③满… Ⅲ.①《难经》②《难经》-注释 ③中国医药学-中国-东汉时代 Ⅳ.①R221.9 ②R2-52

中国版本图书馆 CIP 数据核字（2017）第 018162 号

出版发行：河南科学技术出版社
地址：郑州市经五路 66 号　　邮编：450002
电话：（0371）65788613　65788629
网址：www.hnstp.cn
策划编辑：邓　为
责任编辑：邓　为　曹雅坤
责任校对：柯　姣
封面设计：中文天地
责任印制：朱　飞
印　　刷：河南省环发印务有限公司
经　　销：全国新华书店
幅面尺寸：170 mm×240 mm　印张：11.25　字数：174 千字
版　　次：2017 年 4 月第 1 版　2020年 5 月第 4 次印刷
定　　价：28.00 元

大道甚夷

——杏林传习十三经·序

进入21世纪以来的十多年时间里，中医中药成为持续热门话题之一。没有其他任何一个专业性极强的学术领域，能像中医中药这样吸引普罗大众的热切关注，其中以下几个映像片段，尤其让人记忆深刻。

其一，刘力红，《思考中医》。一部副标题为“伤寒论导论”的学术著作，意外地卖成了畅销书，引爆了国人的潜在热情，以“××中医”为题名的图书出版市场一时风起。关注中医由此成为大众潮流，不少青年才俊由于《思考中医》的因缘而入岐黄之门。

其二，张功耀，“告别中医中药”。千人诺诺的舆论氛围里，突现一人谔谔，自然地就成了焦点事件。这一场兆启于互联网新媒体的“中医存废之争”，虽然学术内涵无多，更像是一场口水战，但影响所及，甚为可观，终以国家行政权力干预而收场。

其三，张悟本，中医养生乱象。对于普通民众来说，热切关心自身健康的表象背后，是对医疗消费沉重负担的隐忧，由此形成一个追求“简、便、廉、验”保健养生之道的巨大诉求空间，于是绿豆、茄子、泥鳅、拍打、拉筋、刮痧等纷然亮相，大都假以中医之名。

其四，屠呦呦，诺贝尔奖。四十多年前的一项重大科研成果，终于获得国际学术大奖，一慰国人多年的“诺贝尔情结”。受一部中医古籍文献的启示，才有此项科研成果的关键性技术突破，由此更加强化了“中国医药学是一个伟大的宝库”的著名论断。《中华人民共和国中医药法》立法程序进展顺利，中医中药发展契机甚好。

身处这样的社会人文气交之中，对于中医中药学术发展，中医学人自有切身感触与深入思考。现代著名中医教育家任应秋先生名言：“乏人乏术难后继，中医中药总先忧。传承未解穷薪火，侈口创新缘木求。”自从西学东渐，中医学术遭遇生存危机，近一百多年来，如何传承中医学术，始终是萦绕不去、无可回避的大问题。就像一种沉疴痼疾，迄今没有理想的诊疗之道；然而，保一分胃气，便留得一分生机。《山东中医学院学报》自1980年第3期起开辟专栏“名老中医之路”，曾经陆续发表97名当时全国著名中医学者和名老中医的回忆文章，着重介绍他们走过的治学道路和积累有年的治学经验。从中可见一个学术共识：深入学习中医经典，才能打下良好的学术根基。

近现代大凡取得一定学术成就，拥有较高临床造诣的名老中医，无不强调经典古籍的重要性。如李克绍先生说：“中医学的根柢是什么呢？就是《内经》《难经》《本草经》《伤寒论》《金匮要略》等。这些经典著作，对于生理、病理、药理、诊断、治则等，都有重要的指导意义，不掌握这些，就会像无源之水、无根之木，要把中医学得根深蒂固，是不可能的。”中医现代教育模式实施已近百年，与之配套的新编教材体系渐趋丰富。然而，莘莘学子被新编教材引入中医门墙之后，欲求熟练掌握中医基础理论，并在临床工作中游刃有余，能在中医学术研究方面有所造诣，则仍须深入研读经典古籍。

所谓经典，是指具有权威性的、历来被尊奉为典范的学术著作。自汉武帝采纳董仲舒建言“独尊儒术”之后，儒家文化一直在中国文化史上居于主导地位，其核心典籍由最初的“五经”（《易》《书》《诗》《礼》《春秋》），逐渐发展衍化，至南宋时定型为“十三经”（《易》《书》《诗》，《周礼》《仪礼》《礼记》，《左传》《公羊传》《谷梁传》，《尔雅》《孝经》《论语》《孟子》），由此构成儒家问学必读经典，为儒家文化最为核心的学术构架基础。

相较之下，中医学术体系中亦有类似“十三经”的经典著作，在中医学术界，其地位之尊崇，影响之深广，是其他医学典籍所无法比拟的。

唐代太医署教学及考试基本书目为《明堂》《素问》《黄帝针经》《本草》《甲乙经》《脉经》。这些科目基本囊括了中医学的基础理论、药物学、针灸学及脉学方面的知识。宋代在以上科考书目基础上，将《伤寒论》列为方脉科必学书目，因其深远影响所及，形成了中医学术研究的基本书目。清代吴鞠通明确主张：“儒书有经子史集，医书亦有经子史集。《灵枢》《素问》《神农本经》《难经》《伤寒论》《金匮玉函经》，为医门之经；而诸家注论、治验、类案、本草、方书等，则医之子史集也。”（《温病条辨·卷四·杂说》“医书亦有经子史集论”）

1960年人民卫生出版社出版“中医学院试用教材”系列图书时，明确提出“本教材取材于四部古典医籍——《黄帝内经》《神农本草经》《伤寒论》《金匮要略》和历代名著的基本内容”，可算是当时中医教育界的共识。另有一说，将《黄帝内经》《难经》《伤寒杂病论》《温病条辨》列为“四大经典”，其要点在于将明清时期渐兴的温病学说纳入了经典考评体系。

任应秋先生认为，虽然祖国医学丰富多彩，文献记载气象万千，“但它总有一个系统，这个系统就是《灵枢》《素问》《伤寒》《金匮》等几部经典，把这几部经典弄通了，在祖国医学领域中，确是放之四海而皆准的”。任应秋先生并曾于1963—1966年间，身体力行类分整理10部经典著作，包括《素问》《灵枢》《神农本草经》《难经》《伤寒论》《金匮要略方论》《脉经》《中藏经》《甲乙经》《太素》。在此工作基础上，2001年5月学苑出版社正式出版“十部医经类编”，所收书目列《诸病源候论》，未收《太素》。根据1982年国家卫生部制定的《中医古籍整理出版规划》，人民卫生出版社曾组织全国中医专家学者进行中医古籍整理工作，并陆续出版“中医古籍整理丛书”140余种，其中作为重点研究整理对象的，即任应秋先生所主张的10部经典著作，加上《诸病源候论》，共计11部。

权衡古今先贤以上各种观点，详细考察历代中医学人成才之路，综其学术大要，分析中医学术体系架构组成，切合中医研究及临床实践的指导价值，将那些构成中医学术根基、欲窥中医学术门墙而必读不可的经典著作，从浩瀚的中医学术文献典籍中遴选出来，作为了解中医、学习中医、实践中医、传承中医的奠基之作。仿儒学“十三经”之例，鄙人以为可将《黄帝内经素问》《灵枢经》《黄帝八十一难经》《华佗中藏经》《脉经》《针灸甲乙经》《伤寒论》《金匮要略方论》《温病条辨》《神农本草经》《本草从新》《医方集解》《古今医案按》等13部著作，列为中医学术理论体系的核心经典，佥拟名曰“杏林传习十三经”。

1. 《黄帝内经素问》

《素问》，成书于春秋战国时期，原书分9卷，后经唐·王冰订补，改编为24卷，计81篇，定名为《黄帝内经素问》，论述摄生、脏腑、经络、病因、病机、治则、药物以及养生防病等各方面，强调人体内外统一的整体观念，为现存最早、最重要的一部医学著作，是中医学理论体系的奠基之作。

2. 《灵枢经》

《灵枢经》，原书分9卷，计81篇，经南宋·史崧改编为24卷，论述了脏腑、经络、病因、病机、病证、诊法等内容，重点阐述了经络腧穴、针具、刺法及治疗原则等，为中医经络学、针灸学及其临床实践的理论渊源。

《灵枢经》与《素问》合称《黄帝内经》，历代名医，未有不遵《内经》经旨，不精研《内经》者。

3. 《黄帝八十一难经》（附：《难经本义》）

《黄帝八十一难经》，以问答解释疑难的形式编撰而成，共讨论了81个问题，包括脉诊、脏腑、阴阳、五行、病能、营卫、腧穴、针灸，以及三焦、命门、奇经八脉等，在阐发中医学基本理论方面占有重要的地位。

《难经本义》，元·滑寿撰，2卷，刊于公元1366年。本书参考元代之前《难经》注本及有关医籍而诠注，对其中部分内容予以考订辩论，博采诸家之长，结合个人见解予以发挥，被誉为注解《难经》的范本，故附于此。

4. 《华佗中藏经》

《中藏经》，旧署华佗所作，具体成书年代不详。全书前半部属基础理论范畴，其学说禀承《内经》天人相应、以阴阳为纲的思想，发展了阴阳学说，较早地将脏腑学说的理论系统化，提出了以形色脉证相结合、以脉证为中心分述五脏六腑寒热虚实的辨证方法。后半部为临床证治内容，以内科杂病为主，包括阴厥、劳伤、中风偏枯、脚弱、水肿、痹证、痞证、症瘕积聚等内容，兼论外科疔疮、痈疽等病证，所列诸方大多配伍严密，方论亦有精义，为后世临床医家所珍视。

5. 《脉经》

《脉经》，西晋·王叔和撰于公元3世纪，共分10卷，计98篇。本书是中国现存最早的脉学专著，集汉以前脉学之大成，取《内经》《难经》以及张仲景、华佗等有关论述分门别类，在阐明脉理的基础上联系临床实际。本书首次将脉象归纳为浮、芤、洪、滑、数、促、弦、紧、沉、伏、革、实、微、涩、细、软、弱、虚、散、缓、迟、结、代、动等24种，并对每种脉象均做了具体描述。后世的脉学著作，可以说都是在《脉经》基础上的发展。

6. 《针灸甲乙经》

《针灸甲乙经》，晋·皇甫谧编撰于魏甘露四年（公元259年），共10卷，南北朝时期改为12卷本，计128篇。本书集《素问》《灵枢经》与《明堂孔穴针灸治要》三书中之有关针灸学内容等分类合编而成，对人体生理、病理，经脉循行，腧穴总数、部位、取穴，针法、适应证、禁忌证等，都进行了系统的论述，为中国现存最早的一部针灸学专著，为历代医学家、针灸学家所重视。

7.《伤寒论》（附：《注解伤寒论》）

东汉·张仲景于公元3世纪初撰著《伤寒杂病论》，集汉代以前医学之大成，系统地阐述了多种外感疾病及杂病的辨证论治，理法方药俱全，在中医发展史上具有划时代的意义和承前启后的作用。原书在流传过程中历经波折，逐渐形成《伤寒论》与《金匮要略方论》两部书。

《伤寒论》突出成就之一是确立了六经辨证体系，为诊治外感疾病提出了辨证纲领和治疗方法，也为中医临床各科提供了辨证论治的规范，从而奠定了辨证论治的基础；记载113方，精于选药，讲究配伍，主治明确，切合临床实际，千年来反复应用，屡试有效，被后世誉为“众方之祖”。

《注解伤寒论》，金·成无己注，10卷，书成于公元1144年，是现存最早的《伤寒论》全注本。全书贯以《内经》之旨，注解比较详明，能够阐析仲景辨证论治之理、立法处方之趣，对后世伤寒学派产生了巨大影响。

8.《金匮要略方论》（附：《金匮要略心典》）

《伤寒杂病论》古传本之一名《金匮玉函要略方》，被北宋翰林学士王洙发现于翰林院书库，书简共3卷，上卷辨伤寒，中卷则论杂病，下卷记载药方。后北宋校正医书局林亿等人重予编校，取其中以杂病为主的内容，仍厘订为3卷，改名《金匮要略方论》，习称《金匮要略》。

《金匮要略方论》，全书共25篇，方剂262首，列举病证六十余种，以内科杂病为主，兼有部分外科、妇产科等病证，是中国现存最早的一部诊治杂病的专著。古今医家对此书推崇备至，称之为“方书之祖”

《金匮要略心典》，清·尤怡著，3卷，成书于公元1729年。本书是尤氏集十年寒暑的心得之作，文笔简练，注释明晰，条理贯通，据理确凿，对仲景遣方用药，给予精当贴切的解释。由于《金匮要略心典》一书能够较好地阐发仲景奥义，而成为注本中的范本，后来学者阐发《金匮要略》多宗此书。

9.《温病条辨》（附：《温热论》《湿热病篇》《外感温病篇》）

《温病条辨》，清·吴瑭撰，嘉庆三年（公元1798年）完成，6卷，全书以三焦辨证为主干，释解温病全过程辨治，同时参以仲景六经辨证、刘河间温热病机、叶天士卫气营血辨证及吴又可温疫论等诸说，析理至微，病机甚明，而治之有方。本书在清代众多温病学家成就的基础上，建立了温病学说体系，创立了三焦辨证纲领，为清代温病学说标志性著作。

《温热论》，清·叶桂述，叶氏门人顾景文记录整理而成，1卷，创立了温病卫气营血辨证体系，为温病学说的奠基之作。

《湿热病篇》是一部系统论述外感湿热病辨证治疗的专著，相传为清代著名医家薛雪所撰，全篇内容以湿温、暑湿等夏秋季节的常见病证为主，也包括了痢疾、夏日感冒、伤于寒湿等病证。

《外感温病篇》相传为清代温病学家陈平伯所撰，书中所述对风温的治疗，紧扣病机，治在肺胃，清热生津是最基本治则，清热强调轻提外透，养阴以甘寒生津之品。风温传变迅速，要严密观察，及时投药，严防动风内陷之变。这一观点具有极高的临床实用价值。

后三部书皆短小精悍，字字珠玑，各有学术特色，是深入研究温病学术的重要参考，故附于此。

10. 《神农本草经》（附：《本草三家合注》）

《神农本草经》作为现存最早的中药学著作，于东汉时期集结整理成书，分3卷，载药365种，分上中下三品，文字简练古朴，将东汉之前零散的药学知识进行了系统总结，其中阐述的大部分中药学理论和配伍规则，以及提出的“七情和合”原则，是中医药药物学理论发展的源头。中国医学史上具有代表性的几部本草类著作，如《本草经集注》《新修本草》《证类本草》《本草纲目》等，都是基于《本草经》发展起来的。

《本草三家合注》，清·郭汝聪辑，6卷，刊于公元1803年。本书系将张志聪《本草崇原》、叶桂《本草经辑要》及陈念祖《本草经读》三书注释予以合编，对深入学习研究《本草经》具有重要参考价值。

11. 《本草从新》

《本草从新》，清·吴仪洛撰，18卷，刊于公元1757年。本书是在明末清初·汪昂所撰《本草备要》基础上重订而成，取其“卷帙不繁，而采辑甚广”之长，补其“杂采诸说，无所折衷，未免有承误之失”。全书载药721种，对药物真伪和同名药物性味、功用的不同，以及药物的修治等，都一一述及。本书分类仿《本草纲目》，较为简明实用，在近代本草学著作中流传较广，有很高的学习和临床参考价值。

12. 《医方集解》

《医方集解》，明末清初·汪昂撰，刊行于公元1682年，共3卷。本书搜集切合实用方剂800余首，分列21门，以《黄帝内经》理论学说为指导，以仲景学说为基础，裒合数十医家硕论名言，对所采集方剂予以诠释，每方论述包括适应证、药物组成、方义、服法及加减等，是一部影响深远的方剂专著。

13.《古今医案按》

《古今医案按》，清·俞震著，成书于公元1778年，共10卷。本书按证列目，选辑历代名医医案，上至仓公，下至叶天士，共60余家，1060余案，通过按语分析各家医案，对各家的学术思想择善而从；并结合自己的临床经验，析疑解惑，明确指出辨证与施治的关键所在，为研究前人医案难得佳著。章太炎先生曾说："中医之成绩，医案最著。欲求前人之经验心得，医案最有线索可寻。循此专研，事半功倍。"欲由中医理论学习而入临床实践，本书可为首选。

综上，"杏林传习十三经"丛书体量不大，而"理、法、方、药、针、案"齐备，且具有内在的学术逻辑关联性，而不是简单的图书拼盘，较为完整地涵盖了中医学术体系的核心内容。诸多中医前辈主张：经典学习，宜先读白文本，然后参阅各家注释，以免被各自一家之说纷扰而无所适从。无论中医从业者，还是中医爱好者；无论初涉杏林者，还是沉潜已久者；无论关注理论研讨，还是注重临床实用；无论深入学术研究，还是一时文化涉猎，都能从中获益良多。至于注释参阅之用，市面上多有各种注本，方便易得，尤其是电子文献检索极为快捷。至于深文大义，对于一部经典著作而言，可以是仁者见仁，智者见智，不宜以某家臆见为框囿。

中医学术现状，异彩纷呈，各有主张。现代中医学院教育体制，能够提供一种基础性学术训练，作为中医学术健康发展与有效沟通交流的基本共识，不可或缺。其不尽如人意处，近十多年来颇受诟病。尤其是在强调民间中医特长、传统师承优势的时候，学院教育就成了众矢之的。然而，取消学院教育，行吗？子曰："夷狄之有君，不若诸夏之亡也。"（《论语·八佾》）

想要主张一种学说，必要立起一面旗帜，为了吸引他人注意，就免不了言辞偏激。若是认定这些偏激言辞，则必然形成一种"刻板印象"，诸如"李东垣——补土"，"张从正——攻邪"，"朱丹溪——滋阴降火"，"吉益东洞——万病一毒"，"郑钦安——火神派——附子"，类似这种简化版的旗帜标榜，果然是其学术主张的本来面目吗？诚如清·郭云台所言："若夫医为司命，一己之得失工拙，而千百人之安危死生系之，是故病万变，药亦万变，活法非可言传，至当惟存恰好。倘惟沾沾焉执一人之说，守一家之学，传者偏而不举，习者复胶而不化，尚凉泻则虚寒者蒙祸，惯温补则实热者罹殃。”（《证治歌诀·序》）即便被尊崇为“火神派鼻祖”的郑钦安先生，也曾言辞无奈：“人咸目余为‘姜附先生’，……余非爱姜附，恶归地，功夫全在阴阳上打算耳!”

值得关注的是，近百年来，中医学术朝野颇有一种风气，对于中医自身理论阐述，显得有些底气不足，有意援引其他领域理论言辞以壮胆，或借现代科学，或借佛道性理。

借助现代科学，固然可以助力我国科技进步，如屠呦呦关于青蒿素的研究，毕竟现代科技已经深入各个角落、各个层面；若是意在借现代科学来支撑中医学术自信，则这般短暂而脆弱的学术自信，终究不能为中医学术进步提供坚实基础。

若是借助佛道性理，以图引领中医学术发展，这一条路决然行不通，或者引向虚玄空谈，并非中医学术发展的吉兆。毕竟这是一门应用技艺，宏观上关乎国计民生，微观上兼及实用、义理两端。正是由于中医具有的许多切于实用的理论和技术，才得以代代相传，绵延不绝；在义理受到本质性冲击与质疑时，借助其广泛的实用性，中医才能坚守自己的生存空间。

举例而言，受鉴真大和尚的深远影响，日本社会文化，尤其是主流精英阶层，受佛教思想浸染近千年。当然，医学也曾沉浸其中，直至18世纪初期，“时医皆剃发，着僧衣，拜僧官”；援引佛理以阐述医理，也曾是真实存在的历史事实。然而，“古方派”草创者之一后藤艮山“深非之，首植发”，影响所及，“门人及世医多幕达风，渐向正俗”（浅田宗伯著《皇国名医传》）。医学逐渐摈弃了玄言空论，转以临床实证为主流。

老子曰：“大道甚夷，而人好径。”（《道德经·第五十三章》）中医学术理论体系，有其自身的学术理路，有其自洽的发展动机。解决学术传承问题，正如前文所述，经典学习是最基础性的入门路径，而临床实证是学术理论发展的不竭源泉。根基在此，坦途在此，何必他求?

行文已尽，窗外瑞雪飘飞，天地间苍茫一片，时值大寒交节第三天。再过十二天，节交立春，万物复苏。中医学术，亦如这般，阴阳更替，生生不息。

周鸿飞

2016年1月22日，于郑州市第一人民医院

任应秋：如何学习《难经》

一、沿革

《难经》是《黄帝八十一难经》的简称，仅次于《灵枢》《素问》的古医经之一。难，读去声，问难之义。皇甫士安的《帝王世纪》说："黄帝命雷公、岐伯论经脉，旁通问难八十一为《难经》。"至隋·萧吉著《五行大义》，唐·李善注《文选·七发》，他们引用《难经》文字，竟称《黄帝八十一问》，可见"难"只是"问"字的互词而已。所以《史记·黄帝本纪》里"死生之说，存亡之难"两句的《索隐》云："难，犹说也，凡事是非未尽，假以往来之词，则曰难。"凡此均足以说明"问难"是所以名经的本义。唯杨玄操（见《集注难经·序》）、黎泰辰（见《虞庶难经注·序》）、纪天锡（见《进难经集注表》）等，均读为"难易"之"难"，这是不够妥当的。

《难经》的作者，在隋以前多指为黄帝所作，正如前引《帝王世纪》及《隋书·经籍志》所载"《黄帝八十一难经》二卷"是也。唐以后便属之于秦越人了。首先是由杨玄操倡说于前，他在《集注难经·序》里说："《黄帝八十一难经》者，斯乃勃海秦越人之所作也。"王勃复为之详述于后，他说："《黄帝八十一难》，是医经之秘录也。昔者岐伯以授黄帝，黄帝历九师以授伊尹，伊尹以授汤，汤历六师以授太公，太公授文王，文王历九师以授医和，医和历六师以授秦越人，秦越人始定章句。"（见《文苑英华·杂序类·黄帝八十一难经·序》）自此以后，凡称说《难经》者，无不指秦越人所作。如《旧唐书·经籍志》、《唐书·艺文志》、《崇文总目辑释》、《通志·艺文略》、《郡斋读书后志》、《宋史·艺文志》等均称之。于此，秦越人著《难经》之说，便几乎成为定案了。但张仲景在《伤寒论》中说"撰用《素问》《九卷》《八十一难》"，既未道黄帝，也不称秦越人。则作者虽难定，其为古医经实不容置疑。

二、内容

《难经》的内容是很广泛的，正如《难经汇考》所说：“《难经》八十一篇，辞若甚简，然而荣卫度数、尺寸位置、阴阳王相、脏腑内外、脉法病能，与夫经络流注、针刺俞穴，莫不该尽。”的确，《难经》的牵涉面不仅广泛，而且在某些具体问题上，比《灵枢》《素问》越发深刻。兹就其全书的主要内容，分述如下。

一难至二十一难为第一篇，主要在论脉。凡独取寸口、关分寸尺、阴阳关格、五脏应脉诸象、脉来轻重、阴阳盛衰、脉随四时阴阳消长而运行、原气为脉之根、迟数判脏腑寒热、一脉十变、候五十动、脉绝分内外、色脉声形相参、察脉损至、四时脉常变顺逆、内外证脉变、切脉知生死、三部分四经、男女脉逆顺、阴阳更乘、形脉病相应诸理，皆有精深的简述，其中尤以别寸尺、辨轻重、论原气诸端，均为《灵枢》《素问》所不言，而又最关切要。

二十二难至二十九难为第二篇，主要在论经络。凡言经脉变动而生气血之病，三阴三阳脉度长短之转相灌溉，阴阳经脉气绝之外候，手心主与三焦配为表里，以及十五络、奇经八脉之起继为病等，其中有不少均为发《素问》《灵枢》之所未发。如言“是动”和“所生病”，直指为“是动者，气也；所生病者，血也。……气留而不行者，为气先病也；血壅而不濡者，为血后病也，故先为是动后所生也。”这种解释，为后来许多医家所奉守。

三十难至四十七难为第三篇，主要在论藏象。凡营卫之相贯，三焦之禀生；心肺而独居膈上，肺肝而各自浮沉；神藏各别，声色臭味即随之而殊；腑脏皆近，心肺与两肠何独去远；左右分而肾与命门判，腑脏别则气与阴营殊；三焦主持诸气，命门独系胞精；肺生于巳而主臭，肾养于申而能闻；腑脏有长短大小之不同，窍穴有七冲八会之互异；人老少而寤寐有多寡，头颈面之经脉会诸阳等等。不仅都吸取了《灵枢》《素问》的精华，同时还突出地发明了“左肾右命门”之说。

四十八难至六十一难为第四篇，主要论病机诊候。凡三虚三实，正经自病与五邪所伤，虚、实、贼、微，正五邪之辨，寒温与阴阳之判，脏腑发病之殊，七传间藏之胜，难易治之分，积聚病之别，下利有五泄，伤寒有五苦，癫狂病之察阴阳，头心痛之分厥真，望闻问切之神圣工巧等，对辨证审因做了精当的发挥。如能将其烂熟胸中，则于病机诊候之要，已能大体掌握。

六十二难至八十一难为第五篇，主要论脏腑营俞及针补泻之法。其中包括五脏五俞、六腑六俞，而有阴阳终结之不同；十二经皆以俞为原之义，募在阴而俞在阳之别；虚实母子补泻之先后，春夏秋冬针刺之浅深；刺病贵无伤，调气在迎随；五俞系四时，诸井皆气少；东方实而西方虚，泻南方即补北方；补泻不同，取置各异；呼吸出内，信其左右；迎夺随济，定其虚实；以及上工治未病；毋实实，无虚虚诸理。虽系以针刺言，而药治的方法亦不出其范围。

以上五篇，八十一难，言脉，言经络，言藏象，言病机诊候，言荣俞针法，既集《灵枢》《素问》之精华，亦有作者之独得心传。如寸关尺之诊、左右肾命之分等，都丰富了祖国医学的内容。

三、读法

徐大椿在《医学源流论·难经论》中称《难经》为“真读《内经》之津梁”，并指出：“其中有自出机杼，发挥妙道，未尝见于《内经》，而实能显《内经》之奥义，补《内经》之所未发，此盖别有师承，足与《内经》并垂千古。”但是我们对这一部丰富和精深的理论知识，究应怎样研读呢?

第一，应在祖国医学固有的理论体系基础上进行研读。《难经》是古人研究《灵枢》《素问》的产物，这一点是不成问题的。而祖国医学中的阴阳五行、五运六气、人与自然、藏象（包括经络等）、病机、诊法、治则这一理论体系，是完全出于《灵枢》《素问》的。从《难经》的内容来看，它仍然是以藏象、经脉、病机、诊法、治则为纲，分别提出重点问题来讨论阐发，其中仍然贯穿着阴阳五行、五运六气、人与自然这一朴素的唯物辩证观和整体观，因而我们不能抛开这一理论体系来对待它，认为它是片段的东西。其实它不仅不是片段的，而且是从整个体系中提出某些主要问题来阐扬的。正如周学海所说：“察其所言，皆《内经》之精髓，不易之定法，其于大义，已无不赅，而不必如《内经》之详且备也。”（《难经本义增辑·序》）

第二，认识其从经脉立论的特点。《难经》虽然是研究《灵枢》《素问》之作，但从整个内容来看，知其尤侧重于《灵枢》，故在阐发藏象、病机、诊法、治则各个问题时，都着重于经脉的研究，这是《难经》很大的特点。所以，它除一至二十九言脉动、言经脉，六十二至八十一言俞穴补泻的专篇外，其论脏象亦反复于营卫相贯、肺肝浮沉、脏腑脉别阴阳、气会八部之说；其论病机，首言脉之虚实、正经五邪，次辨诸病之变，亦在诸经之动。所以有人以《难经》为脉法书，也有人以《难经》为经穴书。这是因为它很重视经脉的变化，许多理论都通过经脉来发挥的缘故。不过，重视经脉，不等于局限于经脉，只是它认为藏象、病机等无不与经脉有关而已。

第三，要重视其新发展的理论。《难经》作者在《灵枢》《素问》的基础上，确有其卓越的发展。首先是命门的发明。三十九难说："左为肾，右为命门，命门者精神之所舍也，男子以藏精，女子以系胞。"这一崭新的问题的提出，两千多年来，一直为命门学说的张本。其次是原气的创说。三十六难云："命门者，谓精神之所舍，原气之所系也。"三十八难云："腑有六者，谓三焦也，有原气之别焉。"八难云："十二经脉者，皆系于生气之原。所谓生气之原者，谓十二经之根本也，谓肾间动气也。"原气即动气，根于肾命，别行于三焦，为生气之原，故名原气。这一原气的提出，为后世言真阴真阳之所据。再次是脉分三部，独取寸口的提倡。一难说："独取寸口，以决五脏六腑死生吉凶之法。"二难说："从关至尺，是尺内，阴之所治也；从关至鱼际，是寸口内，阳之所治也。"寸关尺三部攸分吉凶、决生死，几千年来，竟成为定法，行之有验，在医学领域中实为莫大之贡献。它如对三焦的见解，以及东实西虚，泻南补北诸说，无一不是杰出的创见。我们对这些问题，都应当深入地学习，细致地揣摩，进一步明其所以然之理，从而整理发扬之。

《难经》的内容是相当精审的，文字古朴而洁，秩然可诵，青年同志当精读而背诵之。

目录

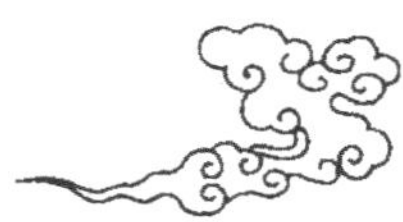

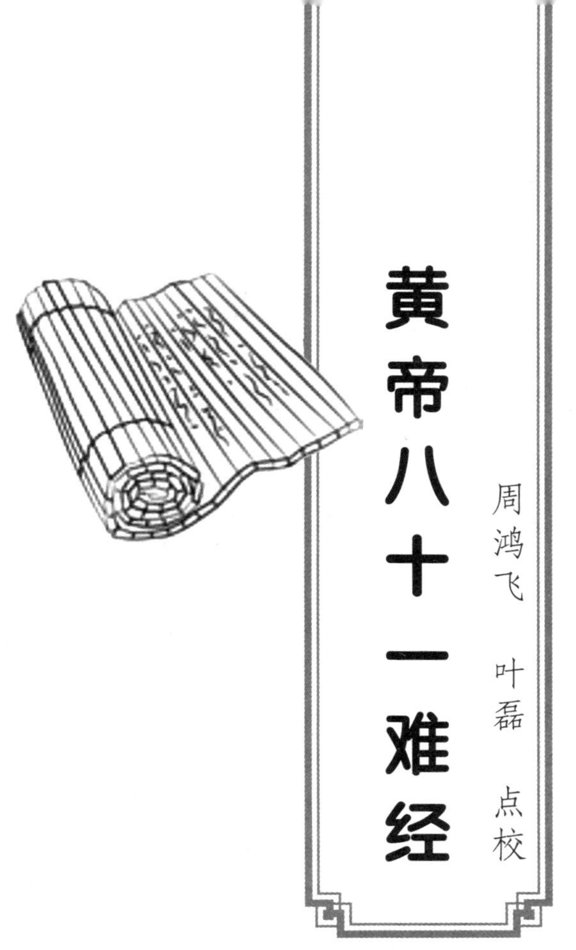

黄帝八十一难经

周鸿飞　叶磊　点校

本书为河南省教育厅2015年度人文社会科学研究规划项目“利用电子书视听技术丰富中医古籍整理与使用模式的研究”（项目编号：2015－GH－408）课题成果之一

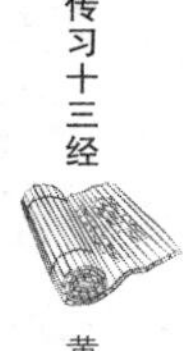

一难

曰：十二经皆有动脉，独取寸口，以决五脏六腑死生吉凶之法，何谓也？

然：寸口者，脉之大会，手太阴之脉动也。人一呼，脉行三寸；一吸，脉行三寸；呼吸定息，脉行六寸。人一日一夜，凡一万三千五百息，脉行五十度，周于身，漏水下百刻，营卫行阳二十五度，行阴亦二十五度，为一周也，故五十度复会于手太阴。寸口者，五脏六腑之所终始，故法取于寸口也。

二难

曰：脉有尺寸，何谓也？

然：尺寸者，脉之大要会也。从关至尺是尺内，阴之所治也；从关至鱼际是寸内，阳之所治也。故分寸为尺，分尺为寸。故阴得尺内一寸，阳得寸内九分。尺寸终始，一寸九分，故曰尺寸也。

三难

曰：脉有太过，有不及，有阴阳相乘，有覆有溢，有关有格，何谓也？

然：关之前者，阳之动也，脉当见九分而浮。过者，法曰太过；减者，法曰不及；遂上鱼为溢，为外关内格，此阴乘之脉也。关之后者，阴之动也，脉当见一寸而沉。过者，法曰太过；减者，法曰不及。遂入尺为覆，为内关外格，此阳乘之脉也。故曰覆溢，是其真脏之脉，人不病而死也。

四难

曰：脉有阴阳之法，何谓也？

然：呼出心与肺，吸入肾与肝；呼吸之间，脾受谷味也，其脉在中。浮者阳也，沉者阴也，故曰阴阳也。

心肺俱浮，何以别之？

然：浮而大散者，心也；浮而短涩者，肺也。

肾肝俱沉，何以别之？

然：牢而长者，肝也；按之濡，举指来实者，肾也；脾者中州，故其脉在中，是阴阳之法也。脉有一阴一阳、一阴二阳、一阴三阳，有一阳一阴、一阳二阴、一阳三阴。

如此之言，寸口有六脉俱动邪？

然：此言者非有六脉俱动也，谓浮、沉、长、短、滑、涩也。浮者阳也，滑者阳也，长者阳也；沉者阴也，短者阴也，涩者阴也。所谓一阴一阳者，谓脉来沉而滑也；一阴二阳者，谓脉来沉滑而长也；一阴三阳者，谓脉来浮滑而长，时一沉也。所谓一阳一阴者，谓脉来浮而涩也；一阳二阴者，谓脉来长而沉涩也；一阳三阴者，谓脉来沉涩而短，时一浮也。各以其经所在，名病顺逆也。

五难

曰：脉有轻重，何谓也？

然：初持脉，如三菽之重，与皮毛相得者，肺部也；如六菽之重，与血脉相得者，心部也；如九菽之重，与肌肉相得者，脾部也；如十二菽之重，与筋平者，肝部也；按之至骨，举指来疾者，肾部也，故曰轻重也。

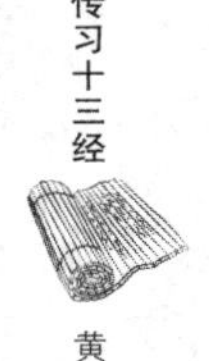

六难

曰：脉有阴盛阳虚、阳盛阴虚，何谓也？

然：浮之损小，沉之实大，故曰阴盛阳虚；沉之损小，浮之实大，故曰阳盛阴虚，是阴阳虚实之意也。

七难

曰：经言“少阳之至，乍大乍小，乍短乍长；阳明之至，浮大而短；太阳之至，洪大而长；太阴之至，紧大而长；少阴之至，紧细而微；厥阴之至，沉短而敦”，此六者，是平脉耶？将病脉耶？

然：皆王脉也。

其气以何月，各王几日？

然：冬至之后，初得甲子，少阳王；复得甲子，阳明王；复得甲子，太阳王；复得甲子，少阴王；复得甲子，太阴王；复得甲子，厥阴王。王各六十日，六六三百六十日，以成一岁。此三阳三阴之王时日大要也。

八难

曰：寸口脉平而死者，何谓也？

然：诸十二经脉者，皆系于生气之原。所谓生气之原者，谓十二经之根本也，谓肾间动气也。此五脏六腑之本，十二经脉之根，呼吸之门，三焦之原，一名“守邪之神”。故气者，人之根本也，根绝则茎叶枯矣；寸口脉平而死者，生气独绝于内也。

九难

曰：何以别知脏腑之病耶？

然：数者腑也，迟者脏也。数则为热，迟则为寒。诸阳为热，诸阴为寒，故以别知脏腑之病也。

十难

曰：一脉为十变者，何谓也？

然：五邪刚柔相逢之意也。假令心脉急甚者，肝邪干心也；心脉微急者，胆邪干小肠也；心脉大甚者，心邪自干心也；心脉微大者，小肠邪自干小肠也；心脉缓甚者，脾邪干心也；心脉微缓者，胃邪干小肠也；心脉涩甚者，肺邪干心也；心脉微涩者，大肠邪干小肠也；心脉沉甚者，肾邪干心也；心脉微沉者，膀胱邪干小肠也。五脏各有刚柔邪，故令一脉辄变为十也。

十一难

曰：经言“脉不满五十动而一止，一脏无气”者，何脏也？

然：人吸者随阴入，呼者因阳出。今吸不能至肾，至肝而还，故知一脏无气者，肾气先尽也。

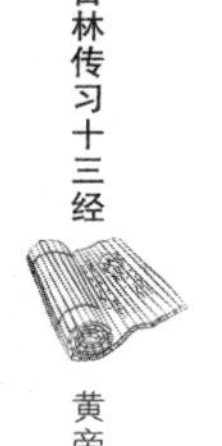

十二难

曰：经言“五脏脉已绝于内，用针者反实其外；五脏脉已绝于外，用针者反实其内”，内外之绝，何以别之？

然：五脏脉已绝于内者，肾肝气已绝于内也，而医反补其心肺；五脏脉已绝于外者，心肺气已绝于外也，而医反补其肾肝。阳绝补阴，阴绝补阳，是谓实实虚虚，损不足而益有余。如此死者，医杀之耳。

十三难

曰：经言“见其色而不得其脉，反得相胜之脉者，即死；得相生之脉者，病即自已”，色之与脉当参相应，为之奈何？

然：五脏有五色，皆见于面，亦当与寸口、尺内相应。假令色青，其脉当弦而急；色赤，其脉浮大而散；色黄，其脉中缓而大；色白，其脉浮涩而短；色黑，其脉沉濡而滑。此所谓五色之与脉，当参相应也。脉数，尺之皮肤亦数；脉急，尺之皮肤亦急；脉缓，尺之皮肤亦缓；脉涩，尺之皮肤亦涩；脉滑，尺之皮肤亦滑。五脏各有声、色、臭、味，当与寸口、尺内相应，其不应者病也。假令色青，其脉浮涩而短，若大而缓为相胜；浮大而散，若小而滑为相生也。经言“知一为下工，知二为中工，知三为上工。上工者十全九，中工者十全七，下工者十全六”，此之谓也。

十四难

曰：脉有损至，何谓也？

然：至之脉，一呼再至曰平，三至曰离经，四至曰夺精，五至曰死，六至曰命绝，此至之脉也。

何谓损？

一呼一至曰离经，再呼一至曰夺精，三呼一至曰死，四呼一至曰命绝，此损之脉也。

至脉从下上，损脉从上下也。

损脉之为病奈何？

然：一损损于皮毛，皮聚而毛落；二损损于血脉，血脉虚少，不能荣于五脏六腑；三损损于肌肉，肌肉消瘦，饮食不能为肌肤；四损损于筋，筋缓不能自收持；五损损于骨，骨痿不能起于床。反此者，至脉之病也。从上下者，骨痿不能起于床者死；从下上者，皮聚而毛落者死。

治损之法奈何？

然：损其肺者，益其气；损其心者，调其荣卫；损其脾者，调其饮食，适其寒温；损其肝者，缓其中；损其肾者，益其精，此治损之法也。

脉有一呼再至，一吸再至；有一呼三至，一吸三至；有一呼四至，一吸四至；有一呼五至，一吸五至；一呼六至，一吸六至；有一呼一至，一吸一至；有再呼一至，再吸一至；有呼吸再至。脉来如此，何以别知其病也？

然：脉来一呼再至，一吸再至，不大不小，曰平。一呼三至，一吸三至，为适得病，前大后小，即头痛目眩；前小后大，即胸满短气。

一呼四至，一吸四至，病欲甚，脉洪大者，苦烦满；沉细者，腹中痛；滑者，伤热；涩者，中雾露。

一呼五至，一吸五至，其人当困，沉细夜加，浮大昼加；不大不小，虽困可治；其有大小者，为难治。

一呼六至，一吸六至，为死脉也，沉细夜死，浮大昼死。

一呼一至，一吸一至，名曰损，人虽能行，犹当着床，所以然者，血气皆不足故也。

再呼一至，再吸一至，名曰无魂，无魂者当死也，人虽能行，名曰行尸。

上部有脉，下部无脉，其人当吐，不吐者死；上部无脉，下部有脉，虽困，无能为害也。所以然者，人之有尺，譬如树之有根，枝叶虽枯槁，根本将自生。脉有根本，人有元气，故知不死。

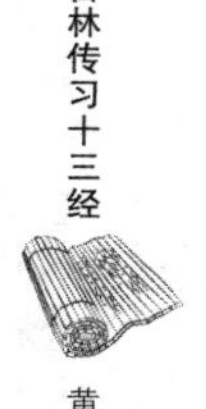

十五难

曰：经言“春脉弦，夏脉钩，秋脉毛，冬脉石”，是王脉耶？将病脉也？

然：弦、钩、毛、石者，四时之脉也。

春脉弦者，肝，东方，木也，万物始生，未有枝叶，故其脉之来，濡弱而长，故曰弦。

夏脉钩者，心，南方，火也，万物之所茂，垂枝布叶，皆下曲如钩，故其脉之来疾去迟，故曰钩。

秋脉毛者，肺，西方，金也，万物之所终，草木华叶，皆秋而落，其枝独在，若毫毛也，故其脉之来，轻虚以浮，故曰毛。

冬脉石者，肾，北方，水也，万物之所藏也，盛冬之时，水凝如石，故其脉之来，沉濡而滑，故曰石。

此四时之脉也。

如有变，奈何？

然：春脉弦，反者为病。

何谓反？

然：其气来实强，是谓太过，病在外；气来虚微，是谓不及，病在内。气来厌厌聂聂，如循榆叶，曰平；益实而滑，如循长竿，曰病；急而劲益强，如新张弓弦，曰死。春脉微弦曰平，弦多胃气少曰病，但弦无胃气曰死。春以胃气为本。

夏脉钩，反者为病。

何谓反？

然：其气来实强，是谓太过，病在外；气来虚微，是谓不及，病在内。其脉来累累如环，如循琅玕，曰平；来而益数，如鸡举足者，曰病；前曲后居，如操带钩，曰死。夏脉微钩曰平，钩多胃气少曰病，但钩无胃气曰死。夏以胃气为本。

秋脉毛，反者为病。

何谓反？

然：其气来实强，是谓太过，病在外；气来虚微，是谓不及，病在内。其脉来蔼蔼如车盖，按之益大，曰平；不上不下，如循鸡羽，曰病；按之萧索，如风吹毛，曰死。秋脉微毛曰平，毛多胃气少曰病，但毛无胃气曰死。秋以胃气为本。

冬脉石，反者为病。

何谓反？

然：其气来实强，是谓太过，病在外；气来虚微，是谓不及，病在内。脉来上大下锐，濡滑如雀之喙，曰平；啄啄连属，其中微曲，曰病；来如解索，去如弹石，曰死。冬脉微石曰平，石多胃气少曰病，但石无胃气曰死。冬以胃气为本。

胃者，水谷之海，主禀四时，故皆以胃气为本，是谓四时之变病，死生之要会也。脾者，中州也，其平和不可得见，衰乃见耳。来如雀之啄，如水之下漏，是脾衰之见也。

十六难

曰：脉有三部九候，有阴阳，有轻重，有六十首，一脉变为四时。离圣久远，各自是其法，何以别之？

然：是其病，有内外证。

其病为之奈何？

然：假令得肝脉，其外证：善洁，面青，善怒；其内证：脐左有动气，按之牢若痛；其病：四肢满，闭癃，溲便难，转筋。有是者肝也，无是者非也。

假令得心脉，其外证：面赤，口干，喜笑；其内证：脐上有动气，按之牢若痛；其病：烦心、心痛，掌中热而啘。有是者心也，无是者非也。

假令得脾脉，其外证：面黄，善噫，善思，善味；其内证：当脐有动气，按之牢若痛；其病：腹胀满，食不消，体重节痛，怠惰嗜卧，四肢不收。有是者脾也，无是者非也。

假令得肺脉，其外证：面白，善嚏，悲愁不乐，欲哭；其内证：脐右有动气，按之牢若痛；其病：喘咳，洒淅寒热。有是者肺也，无是者

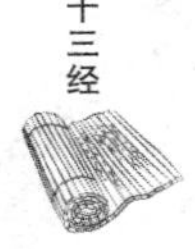

非也。

假令得肾脉，其外证：面黑，善恐欠；其内证：脐下有动气，按之牢若痛；其病：逆气，小腹急痛，泄如下重，足胫寒而逆。有是者肾也，无是者非也。

十七难

曰：经言“病或有死，或有不治自愈，或连年月不已”，其死生存亡，可切脉而知之耶？

然：可尽知也。

诊病若闭目不欲见人者，脉当得肝脉强急而长，而反得肺脉浮短而涩者，死也。病若开目而渴，心下牢者，脉当得紧实而数，而反得沉涩而微者，死也。病若吐血，复鼽衄血者，脉当沉细，而反浮大而牢者，死也。病若谵言妄语，身当有热，脉当洪大，而手足厥逆，脉沉细而微者，死也。病若大腹而泄者，脉当微细而涩；反紧大而滑者，死也。

十八难

曰：脉有三部，部有四经，手有太阴、阳明，足有太阳、少阴，为上下部，何谓也？

然：手太阴、阳明，金也；足少阴、太阳，水也。金生水，水流下行而不能上，故在下部也。足厥阴、少阳，木也，生手太阳、少阴火，火炎上行而不能下，故为上部。手心主、少阳火，生足太阴、阳明土，土主中宫，故在中部也。此皆五行子母更相生养者也。

脉有三部九候，各何主之？

然：三部者，寸、关、尺也；九候者，浮、中、沉也。上部法天，主胸上至头之有疾也；中部法人，主膈以下至脐之有疾也；下部法地，主脐以下至足之有疾也。审而刺之者也。

人病有沉滞久积聚，可切脉而知之耶？

然：诊在右胁有积气，得肺脉结，脉结甚则积甚，结微则气微。

诊不得肺脉，而右胁有积气者，何也？

然：肺脉虽不见，右手脉当沉伏。

其外痼疾同法耶？将异也？

然：结者，脉来去时一止，无常数，名曰结也。伏者，脉行筋下也；浮者，脉在肉上行也。左右表里，法皆如此。假令脉结伏者，内无积聚；脉浮结者，外无痼疾。有积聚，脉不结伏；有痼疾，脉不浮结，为脉不应病，病不应脉，是为死病也。

十九难

曰：经言"脉有逆顺，男女有恒而反"者，何谓也？

然：男子生于寅，寅为木，阳也；女子生于申，申为金，阴也。故男脉在关上，女脉在关下。是以男子尺脉恒弱，女子尺脉恒盛，是其常也。反者，男得女脉，女得男脉也。

其为病何如？

然：男得女脉为不足，病在内。左得之，病在左；右得之，病在右，随脉言之也。女得男脉为太过，病在四肢。左得之，病在左；右得之，病在右，随脉言之。此之谓也。

二十难

曰：经言"脉有伏匿"，伏匿于何脏而言伏匿耶？

然：谓阴阳更相乘，更相伏也。脉居阴部而反阳脉见者，为阳乘阴也，虽阳脉时沉涩而短，此谓阳中伏阴也；脉居阳部而反阴脉见者，为阴乘阳也，虽阳脉时浮滑而长，此谓阴中伏阳也。重阳者狂，重阴者癫。脱阳者见鬼，脱阴者目盲。

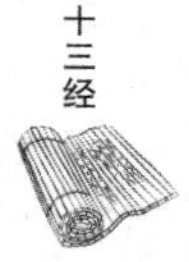

二十一难

曰：经言“人形病，脉不病，曰生；脉病，形不病，曰死”，何谓也？

然：人形病，脉不病，非有不病者也，谓息数不应脉数也。此大法。

二十二难

曰：经言“脉有是动，有所生病”，一脉辄变为二病者，何也？

然：经言是动者，气也；所生病者，血也。邪在气，气为是动；邪在血，血为所生病。气主呴之，血主濡之。气留而不行者，为气先病也；血壅而不濡者，为血后病也。故先为是动，后所生病也。

二十三难

曰：手足三阴三阳，脉之度数，可晓以不？

然：手三阳之脉，从手至头，长五尺，五六合三丈。手三阴之脉，从手至胸中，长三尺五寸，三六一丈八尺，五六三尺，合二丈一尺。足三阳之脉，从足至头，长八尺，六八四丈八尺。足三阴之脉，从足至胸，长六尺五寸，六六三丈六尺，五六三尺，合三丈九尺。人两足跷脉，从足至目，长七尺五寸，二七一丈四尺，二五一尺，合一丈五尺。督脉、任脉，各长四尺五寸，二四八尺，二五一尺，合九尺。凡脉长一十六丈二尺，此所谓经脉长短之数也。

经脉十二，络脉十五，何始何穷也？

然：经脉者，行血气，通阴阳，以荣于身者也。其始从中焦，注手太阴、阳明，阳明注足阳明、太阴，太阴注手少阴、太阳，太阳注足太阳、少阴，少阴注手心主、少阳，少阳注足少阳、厥阴，厥阴复还注手太阴。别络十五，皆因其原，如环无端，转相灌溉，朝于寸口、人迎，以处百病，而决死生也。

经云“明知始终，阴阳定矣”，何谓也？

然：终始者，脉之纪也。寸口、人迎，阴阳之气通于朝使，如环无端，故曰始也。终者，三阴三阳之脉绝，绝则死，死各有形，故曰终也。

二十四难

曰：手足三阴三阳气已绝，何以为候？可知其吉凶不？

然：足少阴气绝则骨枯。少阴者，冬脉也，伏行而温于骨髓。故骨髓不温，即肉不着骨；骨肉不相亲，即肉濡而却；肉濡而却，故齿长而枯，发无润泽；无润泽者，骨先死。戊日笃，己日死。

足太阴气绝，则脉不营其口唇。口唇者，肌肉之本也。脉不营，则肌肉不滑泽；肌肉不滑泽，则人中满；人中满，则唇反；唇反，则肉先死。甲日笃，乙日死。

足厥阴气绝，即筋缩引卵与舌卷。厥阴者，肝脉也。肝者，筋之合也。筋者，聚于阴器而络于舌本。故脉不营，则筋缩急，筋缩急即引卵与舌，故舌卷卵缩。此筋先死。庚日笃，辛日死。

手太阴气绝，即皮毛焦。太阴者，肺也，行气，温于皮毛者也。气弗营，则皮毛焦；皮毛焦，则津液去；津液去，则皮节伤；皮节伤，则皮枯毛折；毛折者，则毛先死。丙日笃，丁日死。

手少阴气绝，则脉不通；脉不通，则血不流；血不流，则色泽去，故面色黑如黧，此血先死。壬日笃，癸日死。

三阴气俱绝者，则目眩转、目瞑。目瞑者为失志，失志者则志先死，死则目瞑也。六阳气俱绝者，则阴与阳相离，阴阳相离则腠理泄，绝汗乃出，大如贯珠，转出不流，即气先死。旦占夕死，夕占旦死。

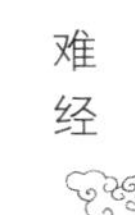

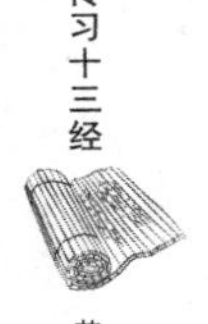

二十五难

曰：有十二经，五脏六腑十一耳，其一经者，何等经也？

然：一经者，手少阴与心主别脉也。心主与三焦为表里，俱有名而无形，故言经有十二也。

二十六难

曰：经有十二，络有十五，余三络者，是何等络也？

然：有阳络，有阴络，有脾之大络。阳络者，阳跷之络也。阴络者，阴跷之络也。故络有十五焉。

二十七难

曰：脉有奇经八脉者，不拘于十二经，何也？

然：有阳维，有阴维，有阳跷，有阴跷，有冲，有督，有任，有带之脉。凡此八脉者，皆不拘于经，故曰奇经八脉也。

经有十二，络有十五，凡二十七，气相随上下。何独不拘于经也？

然：圣人图设沟渠，通利水道，以备不虞。天雨降下，沟渠溢满，当此之时，雱霈妄行，圣人不能复图也。此络脉满溢，诸经不能复拘也。

二十八难

曰：其奇经八脉者，既不拘于十二经，皆何起何继也？

然：督脉者，起于下极之俞，并于脊里，上至风府，入属于脑。任脉者，起于中极之下，以上毛际，循腹里，上关元，至咽喉。冲脉者，起于气冲，并足阳明之经，夹脐上行，至胸中而散也。带脉者，起于季胁，回身一周。阳跷脉者，起于跟中，循外踝上行，入风池。阴跷脉者，亦起于跟中，循内踝上行，至咽喉，交贯冲脉。阳维、阴维者，维络于身，溢蓄，不能环流灌溉诸经者也。故阳维起于诸阳会也，阴维起于诸阴交也。比于圣人图设沟渠，沟渠满溢，流于深湖，故圣人不能拘通也。而人脉隆盛，入于八脉，而不环周，故十二经亦有不能拘之。其受邪气，畜则肿热，砭射之也。

二十九难

曰：奇经之为病，何如？

然：阳维维于阳，阴维维于阴，阴阳不能自相维，则怅然失志，溶溶不能自收持。阳维为病苦寒热，阴维为病若心痛。阴跷为病，阳缓而阴急，阳跷为病，阴缓而阳急。冲之为病，逆气而里急。督之为病，脊强而厥。任之为病，其内苦结，男子为七疝，妇子为瘕聚。带之为病，腹满，腰溶溶若坐水中。此奇经八脉之为病也。

三十难

曰：营气之行，常与卫气相随不？

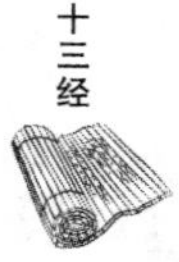

然：经言“人受气于谷，谷入于胃，乃传于五脏六腑”，五脏六腑皆受于气，其清者为营，浊者为卫，荣行脉中，卫行脉外，营周不息，五十而复大会，阴阳相贯，如环之无端，故知营卫相随也。

三十一难

曰；三焦者，何禀何生？何始何终？其治常在何许？可晓以不？

然：三焦者，水谷之道路，气之所终始也。上焦者，在心下，下膈，在胃上口，主内而不出，其治在膻中（玉堂下一寸六分，直两乳间陷者是）。中焦者，在胃中脘，不上不下，主腐熟水谷，其治在脐傍。下焦者，当膀胱上口，主分别清浊，主出而不内，以传导也，其治在脐下一寸。故名曰三焦，其府在气街。

三十二难

曰；五脏俱等，而心肺独在膈上者，何也？

然：心者血，肺者气，血为荣，气为卫，相随上下，谓之荣卫，通行经络，营周于外，故令心肺独在膈上也。

三十三难

曰：肝青象木，肺白象金。肝得水而沉，木得水而浮；肺得水而浮，金得水而沉。其意何也？

然：肝者，非为纯木也，乙角也，庚之柔。大言阴与阳，小言夫与妇。释其微阳，而吸其微阴之气，其意乐金，又行阴道多，故令肝得水而沉也。肺者，非为纯金也，辛商也，丙之柔。大言阴与阳，小言夫与妇。

释其微阴，婚而就火，其意乐火，又行阳道多，故令肺得水而浮也。肺熟而复沉，肝熟而复浮者，何也？故知辛当归庚，乙当归甲也。

三十四难

曰：五脏各有声、色、臭、味、液，皆可晓知以不？

然：《十变》言：肝色青，其臭臊，其味酸，其声呼，其液泣；心色赤，其臭焦，其味苦，其声言，其液汗；脾色黄，其臭香，其味甘，其声歌，其液涎；肺色白，其臭腥，其味辛，其声哭，其液涕；肾色黑，其臭腐，其味咸，其声呻，其液唾。是五脏声、色、臭、味、液也。

五脏有七神，各何所藏邪？

然：脏者，人之神气所舍藏也。故肝藏魂，肺藏魄，心藏神，脾藏意与智，肾藏精与志也。

三十五难

曰：五脏各有所腑皆相近，而心肺独去大肠、小肠远者，何也？

然：经言“心营、肺卫通行阳气，故居在上；大肠、小肠传阴气而下，故居在下”，所以相去而远也。

又，诸腑皆阳也，清净之处。今大肠、小肠、胃与膀胱，皆受不净，其意何也？

然：诸腑者谓是，非也。经言“小肠者，受盛之腑也；大肠者，传泻行道之腑也；胆者，清净之腑也；胃者，水谷之腑也；膀胱者，津液之腑也”，一腑犹无两名，故知非也。小肠者，心之腑；大肠者，肺之腑；胆者，肝之腑；胃者，脾之腑；膀胱者，肾之腑。小肠谓赤肠，大肠谓白肠，胆者谓青肠，胃者谓黄肠，膀胱者谓黑肠，下焦之所治也。

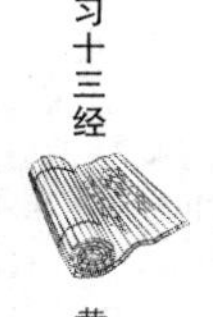

三十六难

曰：脏各有一耳，肾独有两者，何也？

然：肾两者，非皆肾也，其左者为肾，右者为命门。命门者，诸神精之所舍，原气之所系也，男子以藏精，女子以系胞。故知肾有一也。

三十七难

曰：五脏之气，于何发起，通于何许，可晓以不？

然：五脏者，常内阅于上七窍也。故肺气通于鼻，鼻和则知香臭矣；肝气通于目，目和则知黑白矣；脾气通于口，口和则知谷味矣；心气通于舌，舌和则知五味矣；肾气通于耳，耳和则知五音矣。五脏不和，则七窍不通；六腑不和，则留结为痈。邪在六腑，则阳脉不和；阳脉不和，则气留之；气留之，则阳脉盛矣。邪在五腑，则阴脉不和；阴脉不和，则血留之；血留之，则阴脉盛矣。阴气太盛，则阳气不得相营也，故曰格；阳气太盛，则阴气不得相营也，故曰关；阴阳俱盛，不得相营也，故曰关格。关格者，不得尽其命而死矣。

经言"气独行于五脏，不营于六腑"者，何也？

然：夫气之所行也，如水之流，不得息也。故阴脉营于五脏，阳脉营于六腑，如环无端，莫知其纪，终而复始，其不覆溢，人气内温于脏腑，外濡于腠理。

三十八难

曰：脏唯有五，腑独有六者，何也？

然：所以腑有六者，谓三焦也，有原气之别焉，主持诸气，有名而无形，其经属手少阳，此外腑也，故言腑有六焉。

三十九难

曰：经言“腑有五，脏有六”者，何也？

然：六腑者，正有五腑也。五脏亦有六脏者，谓肾有两脏也，其左为肾，右为命门。命门者，谓精神之所舍也，男子以藏精，女子以系胞，其气与肾通，故言脏有六也。

腑有五者，何也？

然：五脏各一腑，三焦亦是一腑，然不属于五脏，故言腑有五焉。

四十难

曰：经言“肝主色，心主臭，脾主味，肺主声，肾主液”，鼻者，肺之候，而反知香臭；耳者，肾之候，而反闻声，其意何也？

然：肺者，西方金也，金生于巳，巳者南方火，火者心，心主臭，故令鼻知香臭；肾者，北方水也，水生于申，申者西方金，金者肺，肺主声，故令耳闻声。

四十一难

曰：肝独有两叶，以何应也？

然：肝者，东方木也。木者，春也，万物始生，其尚幼小，意无所亲，去太阴尚近，离太阳不远，犹有两心，故有两叶，亦应木叶也。

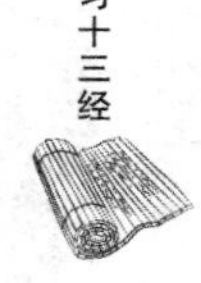

四十二难

曰：人肠胃长短，受水谷多少，各几何？

然：胃，大一尺五寸，径五寸，长二尺六寸，横屈，受水谷三斗五升，其中常留谷二斗，水一斗五升。小肠，大二寸半，径八分、分之少半，长三丈二尺，受谷二斗四升，水六升三合、合之大半。回肠，大四寸，径一寸半，长二丈一尺，受谷一斗，水七升半。广肠，大八寸，径二寸半，长二尺八寸，受谷九升三合八分合之一。故肠胃凡长五丈八尺四寸，合受水谷八斗七升六合八分合之一。此肠胃长短，受水谷之数也。

肝，重四斤四两，左三叶，右四叶，凡七叶，主藏魂。心，重十二两，中有七孔三毛，盛精汁三合，主藏神。脾，重二斤三两，扁广三寸，长五寸，有散膏半斤，主裹血，温五脏，主藏意。肺，重三斤三两，六叶两耳，凡八叶，主藏魄。肾，有两枚，重一斤一两，主藏志。

胆在肝之短叶间，重三两三铢，盛精汁三合。胃，重二斤二两，纡曲屈伸，长二尺六寸，大一尺五寸，径五寸，盛谷二斗，水一斗五升。小肠，重二斤十四两，长三丈二尺，广二寸半，径八分分之少半，左回叠积十六曲，盛谷二斗四升，水六升三合合之大半。大肠，重二斤十二两，长二丈一尺，广四寸，径一寸，当脐右回十六曲，盛谷一斗，水七升半。膀胱，重九两二铢，纵广九寸，盛溺九升九合。

口广二寸半，唇至齿长九分，齿以后至会厌深三寸半，大容五合。舌重十两，长七寸，广二寸半。咽门重十两，广二寸半，至胃长一尺六寸。喉咙重十二两，广二寸，长一尺二寸，九节。肛门重十二两，大八寸，径二寸大半，长二尺八寸，受谷九升三合八分合之一。

四十三难

曰：人不食饮，七日而死者，何也？

然：人胃中当留谷二斗，水一斗五升。故平人日再至圊，一行二升半，日中五升，七日五七三斗五升，而水谷尽矣。故平人不食饮七日而死者，水谷津液俱尽，即死矣。

四十四难

曰：七冲门何在？

然：唇为飞门，齿为户门，会厌为吸门，胃为贲门，太仓下口为幽门，大肠、小肠会为阑门，下极为魄门，故曰七冲门也。

四十五难

曰：经言八会者，何也？

然：腑会太仓，脏会季胁，筋会阳陵泉，髓会绝骨，血会膈俞，骨会大杼，脉会太渊，气会三焦外一筋直两乳内也。热病在内者，取其会之气穴也。

四十六难

曰：老人卧而不寐，少壮寐而不寤者，何也？

然：经言“少壮者，血气盛，肌肉滑，气道通，营卫之行不失于常，故昼日精，夜不寤也。老人血气衰，肌肉不滑，营卫之道涩，故昼日不能精，夜不得寐也”，故知老人不得寐也。

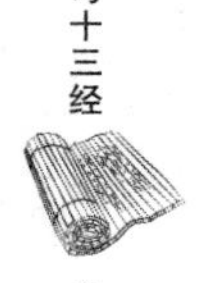

四十七难

曰：人面独能耐寒者，何也？

然：人头者，诸阳之会也。诸阴脉皆至颈、胸中而还，独诸阳脉皆上至头耳，故令面耐寒也。

四十八难

曰：人有三虚三实，何谓也？

然：有脉之虚实，有病之虚实，有诊之虚实也。脉之虚实者，濡者为虚，紧牢者为实。病之虚实者，出者为虚，入者为实；言者为虚，不言者为实；缓者为虚，急者为实。诊之虚实者，濡者为虚，牢者为实；痒者为虚，痛者为实；外痛内快，为外实内虚；内痛外快，为内实外虚。故曰虚实也。

四十九难

曰：有正经自病，有五邪所伤，何以别之？

然：经言"忧愁思虑，则伤心；形寒饮冷，则伤肺；恚怒气逆，上而不下，则伤肝；饮食劳倦，则伤脾；久坐湿地，强力入水，则伤肾"，是正经之自病也。

何谓五邪？

然：有中风，有伤暑，有饮食劳倦，有伤寒，有中湿，此之谓五邪。

假令心病，何以知中风得之？

然：其色当赤。

何以言之？

肝主色，自入为青，入心为赤，入脾为黄，入肺为白，入肾为黑。肝为心邪，故知当赤色。其病身热，胁下满痛，其脉浮大而弦。

何以知伤暑得之？

然：当恶焦臭。

何以言之？

心主臭，自入为焦臭，入脾为香臭，入肝为臊臭，入肾为腐臭，入肺为腥臭。故知心病，伤暑得之，当恶焦臭。其病身热而烦，心痛，其脉浮大而散。

何以知饮食劳倦得之？

然：当喜苦味也。虚为不欲食，实为欲食。

何以言之？

脾主味，入肝为酸，人心为苦，入肺为辛，入肾为咸，自入为甘。故知脾邪入心，为喜苦味也。其病身热而体重，嗜卧，四肢不收，其脉浮大而缓。

何以知伤寒得之？

然：当谵言妄语。

何以言之？

肺主声，入肝为呼，入心为言，入脾为歌，入肾为呻，自入为哭。故知肺邪入心，为谵言妄语也。其病身热，洒洒恶寒，甚则喘咳，其脉浮大而涩。

何以知中湿得之？

然：当喜汗出不可止。

何以言之？

肾主液，入肝为泣，入心为汗，入脾为涎，入肺为涕，自入为唾。故知肾邪入心，为汗出不可止也。其病身热，而小腹痛，足胫寒而逆，其脉沉濡而大。

此五邪之法也。

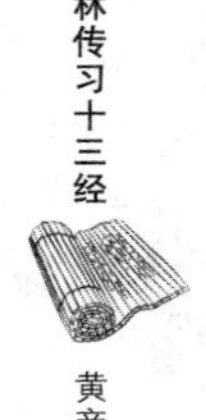

五十难

曰：病有虚邪，有实邪，有贼邪，有微邪，有正邪，何以别之？

然：从后来者为虚邪，从前来者为实邪，从所不胜来者为贼邪，从所胜来者为微邪，自病者为正邪。

何以言之？

假令心病，中风得之为虚邪，伤暑得之为正邪，饮食劳倦得之为实邪，伤寒得之为微邪，中湿得之为贼邪。

五十一难

曰：病有欲得温者，有欲得寒者；有欲得见人者，有不欲得见人者，而各不同，病在何脏腑也？

然：病欲得寒，而欲见人者，病在腑也；病欲得温，而不欲见人者，病在脏也。

何以言之？

腑者，阳也，阳病欲得寒，又欲见人；脏者，阴也，阴病欲得温，又欲闭户独处，恶闻人声。故以别知脏腑之病也。

五十二难

曰：脏腑发病，根本等不？

然：不等也。

其不等奈何？

然：脏病者，止而不移，其病不离其处；腑病者，仿佛贲响，上下行流，居处无常。故以此知脏腑根本不同也。

五十三难

曰：经言“七传者死，间脏者生”，何谓也？

然：七传者，传其所胜也；间脏者，传其子也。何以言之？假令心病传肺，肺传肝，肝传脾，脾传肾，肾传心，一脏不再伤，故言七传者死也。间脏者，传其所生也。假令心病传脾，脾传肺，肺传肾，肾传肝，肝传心，是母子相传，竟而复始，如环无端，故曰生也。

五十四难

曰：脏病难治，腑病易治，何谓也？

然：脏病所以难治者，传其所胜也；腑病易治者，传其子也。与七传、间脏同法也。

五十五难

曰：病有积有聚，何以别之？

然：积者，阴气也；聚者，阳气也。故阴沉而伏，阳浮而动。气之所积，名曰积；气之所聚，名曰聚。故积者，五脏所生；聚者，六腑所成也。积者，阴气也，其始发有常处，其痛不离其部，上下有所终始，左右有所穷处；聚者，阳气也，其始发无根本，上下无所留止，其痛无常处，谓之聚。故以是别知积聚也。

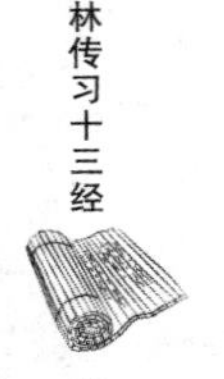

五十六难

曰：五脏之积，各有名乎？以何月何日得之？

然：肝之积，名曰肥气，在左胁下，如覆杯，有头足。久不愈，令人发咳逆、痎疟，连岁不已。以季夏戊己日得之。

何以言之？

肺病传于肝，肝当传脾，脾季夏适王，王者不受邪，肝复欲还肺，肺不肯受，故留结为积。故知肥气以季夏戊己日得之。

心之积，名曰伏梁，起脐上，大如臂，上至心下。久不愈，令人病烦心。以秋庚辛日得之。

何以言之？

肾病传心，心当传肺，肺以秋适王，王者不受邪，心复欲还肾，肾不肯受，故留结为积。故知伏梁以秋庚辛日得之。

脾之积，名曰痞气，在胃脘，覆大如盘。久不愈，令人四肢不收，发黄疸，饮食不为肌肤。以冬壬癸日得之。

何以言之？

肝病传脾，脾当传肾，肾以冬适王，王者不受邪，脾复欲还肝，肝不肯受，故留结为积。故知痞气以冬壬癸日得之。

肺之积，名曰息贲，在右胁下，覆大如杯。久不已，令人洒淅寒热，喘咳，发肺壅。以春甲乙日得之。

何以言之？

心病传肺，肺当传肝，肝以春适王，王者不受邪，肺复欲还心，心不肯受，故留结为积。故知息贲以春甲乙日得之。

肾之积，名曰贲豚，发于少腹，上至心下，若豚状，或上或下无时。久不已，令人喘逆，骨痿少气。以夏丙丁日得之。

何以言之？

脾病传肾，肾当传心，心以夏适王，王者不受邪，肾复欲还脾，脾不肯受，故留结为积。故知贲豚以夏丙丁日得之。

此五积之要法也。

五十七难

曰：泄凡有几？皆有名不？

然：泄凡有五，其名不同。有胃泄，有脾泄，有大肠泄，有小肠泄，有大瘕泄，名曰后重。胃泄者，饮食不化，色黄。脾泄者，腹胀满，泄注，食即呕吐逆。大肠泄者，食已窘迫，大便色白，肠鸣切痛。小肠泄者，溲而便脓血，少腹痛。大瘕泄者，里急后重，数至圊而不能便，茎中痛。此五泄之要法也。

五十八难

曰：伤寒有几？其脉有变不？

然：伤寒有五，有中风，有伤寒，有湿温，有热病，有温病，其所苦各不同。中风之脉，阳浮而滑，阴濡而弱；湿温之脉，阳濡而弱，阴小而急；伤寒之脉，阴阳俱盛而紧涩；热病之脉，阴阳俱浮，浮之而滑，沉之散涩；温病之脉，行在诸经，不知何经之动也，各随其经所在而取之。

伤寒有汗出而愈，下之而死者；有汗出而死，下之而愈者，何也？

然：阳虚阴盛，汗出而愈，下之即死；阳盛阴虚，汗出而死，下之而愈。

寒热之病，候之如何也？

然：皮寒热者，皮不可近席，毛发焦，鼻槁，不得汗；肌寒热者，皮肤痛，唇舌槁，无汗；骨寒热者，病无所安，汗注不休，齿本槁痛。

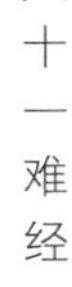

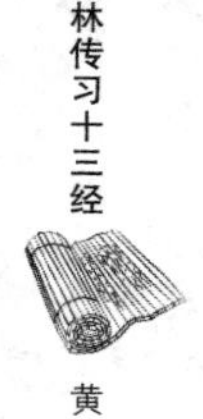

五十九难

曰：狂癫之病，何以别之？

然：狂疾之始发，少卧而不饥，自高贤也，自辨智也，自倨贵也，妄笑好歌乐，妄行不休是也；癫疾始发，意不乐，僵仆直视，其脉三部阴阳俱盛是也。

六十难

曰：头、心之病，有厥痛，有真痛，何谓也？

然：手三阳之脉，受风寒，伏留而不去者，则名厥头痛；入连在脑者，名真头痛。其五脏气相干，名厥心痛；其痛甚，但在心，手足青者，即名真心痛。其真心痛者，旦发夕死，夕发旦死。

六十一难

曰：经言"望而知之谓之神，闻而知之谓之圣，问而知之谓之工，切脉而知之谓之巧"，何谓也？

然：望而知之者，望见其五色，以知其病。闻而知之者，闻其五音，以别其病。问而知之者，问其所欲五味，以知其病所起所在也。切脉而知之者，诊其寸口，视其虚实，以知其病，病在何脏腑也。经言"以外知之曰圣，以内知之曰神"，此之谓也。

六十二难

曰：脏井荥有五，腑独有六者，何谓也？

然：腑者，阳也，三焦行于诸阳，故置一俞，名曰原。腑有六者，亦与三焦共一气也。

六十三难

曰：《十变》言五脏六腑荥合，皆以井为始者，何也？

然：井者，东方春也，万物之始生。诸蚑行喘息，蜎飞蠕动，当生之物，莫不以春生。故岁数始于春，日数始于甲，故以井为始也。

六十四难

曰：《十变》又言“阴井木，阳井金；阴荥火，阳荥水；阴输土，阳输木；阴经金，阳经火；阴合水，阳合土”，阴阳皆不同，其意何也？

然：是刚柔之事也。阴井乙木，阳井庚金。阳井庚，庚者，乙之刚也；阴井乙，乙者，庚之柔也。乙为木，故言阴井木也；庚为金，故言阳井金也。余皆仿此。

六十五难

曰：经言“所出为井，所入为合”，其法奈何？

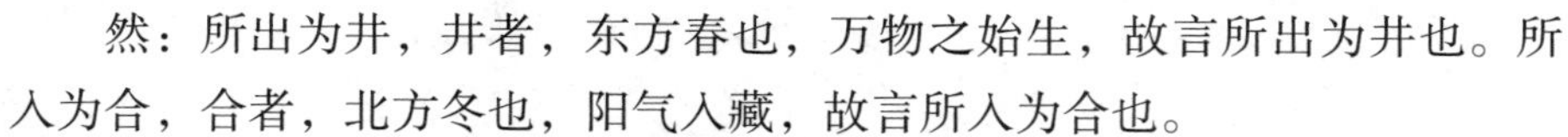

然：所出为井，井者，东方春也，万物之始生，故言所出为井也。所入为合，合者，北方冬也，阳气入藏，故言所入为合也。

六十六难

曰：经言“肺之原，出于太渊；心之原，出于太陵；肝之原，出于太冲；脾之原，出于大白；肾之原，出于太溪；少阴之原，出于兑骨；胆之原，出于丘墟；胃之原，出于冲阳；三焦之原，出于阳池；膀胱之原，出于京骨；大肠之原，出于合谷；小肠之原，出于腕骨”，十二经皆以输为原者，何也？

然：五脏输者，三焦之所行，气之所留止也。

三焦所行之输为原者，何也？

然：脐下肾间动气者，人之生命也，十二经之根本也，故名曰原。三焦者，原气之别使也，主通行三气，经历于五脏六腑。原者，三焦之尊号也，故所止辄为原。五脏六腑之有病者，皆取其原也。

六十七难

曰：五脏募皆在阴，而俞皆在阳者，何谓也？

然：阴病行阳，阳病行阴，故令募在阴，俞在阳。

六十八难

曰：五脏六腑皆有井、荥、输、经、合，皆何所主？

然：经言“所出为井，所流为荥，所注为输，所行为经，所入为合。井主心下满，荥主身热，输主体重节痛，经主喘咳寒热，合主逆气而泄”，此五脏六腑井、荥、输、经、合所主病也。

六十九难

曰：经言“虚者补之，实者泻之，不实不虚，以经取之”，何谓也？

然：虚者补其母，实者泻其子，当先补之，然后泻之。不实不虚，以经取之者，是正经自生病，不中他邪也，当自取其经，故言以经取之。

七十难

曰：经言“春夏刺浅，秋冬刺深”者，何谓也？

然：春夏者，阳气在上，人气亦在上，故当浅取之；秋冬者，阳气在下，人气亦在下，故当深取之。

春夏各致一阴，秋冬各致一阳者，何谓也？

然：春夏温，必致一阴者，初下针，沉之至肾肝之部，得气，引持之阴也。秋冬寒，必致一阳者，初内针，浅而浮之至心肺之部，得气，推内之阳也。是谓春夏必致一阴，秋冬必致一阳。

七十一难

曰：经言“刺荣无伤卫，刺卫无伤荣”，何谓也？

然：针阳者，卧针而刺之；刺阴者，先以左手摄按所针荥输之处，气散乃内针。是谓刺荣无伤卫，刺卫无伤荣也。

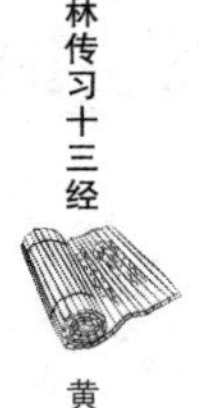

七十二难

曰：经言“能知迎随之气，可令调之；调气之方，必在阴阳”，何谓也？

然：所谓迎随者，知荣卫之流行，经脉之往来也。随其逆顺而取之，故曰迎随。调气之方，必在阴阳者，知其内外表里，随其阴阳而调之，故曰“调气之方，必在阴阳”。

七十三难

曰：诸井者，肌肉浅薄，气少不足使也，刺之奈何？

然：诸井者，木也；荥者，火也。火者，木之子，当刺井者，以荥泻之。故经言“补者不可以为泻，泻者不可以为补”，此之谓也。

七十四难

曰；经言“春刺井，夏刺荥，季夏刺输，秋刺经，冬刺合”者，何谓也？

然：春刺井者，邪在肝；夏刺荥者，邪在心；季夏刺输者，邪在脾；秋刺经者，邪在肺；冬刺合者，邪在肾。

其肝、心、脾、肺、肾，而系于春、夏、秋、冬者，何也？

然：五脏一病，辄有五也。假令肝病，色青者肝也，臊臭者肝也，喜酸者肝也，喜呼者肝也，喜泣者肝也，其病众多，不可尽言也。四时有数，而并系于春、夏、秋、冬者也。针之要妙，在于秋毫者也。

七十五难

曰：经言“东方实，西方虚；泻南方，补北方”，何谓也？

然：金、木、水、火、土，当更相平。东方木也，西方金也。木欲实，金当平之；火欲实，水当平之；土欲实，木当平之；金欲实，火当平之；水欲实，土当平之。东方肝也，则知肝实；西方肺也，则知肺虚。泻南方火，补北方水。南方火，火者，木之子也；北方水，水者，木之母也。水胜火，子能令母实，母能令子虚，故泻火补水，欲令金不得平木也。经曰“不能治其虚，何问其余”，此之谓也。

七十六难

曰：何谓补泻？当补之时，何所取气？当泻之时，何所置气？

然：当补之时，从卫取气；当泻之时，从荣置气。其阳气不足，阴气有余，当先补其阳，而后泻其阴；阴气不足，阳气有余，当先补其阴，而后泻其阳，营卫通行，此其要也。

七十七难

曰：经言“上工治未病，中工治已病”，何谓也？

然：所谓治未病者，见肝之病，则知肝当传之与脾，故先实其脾气，无令得受肝之邪，故曰治未病焉。中工者，见肝之病，不晓相传，但一心治肝，故曰治已病也。

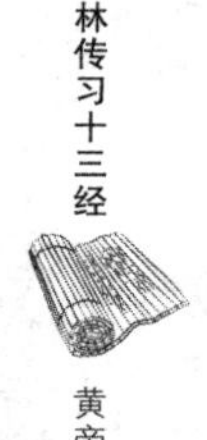

七十八难

曰：针有补泻，何谓也？

然：补泻之法，非必呼吸出内针也。知为针者，信其左；不知为针者，信其右。当刺之时，先以左手厌按所针荥输之处，弹而努之，爪而下之，其气之来，如动脉之状，顺针而刺之。得气，因推而内之，是谓补；动而伸之，是谓泻。不得气，乃与，男外女内；不得气，是为十死不治也。

七十九难

曰：经言"迎而夺之，安得无虚？随而济之，安得无实？虚之与实，若得若失；实之与虚，若有若无"，何谓也？

然：迎而夺之者，泻其子也；随而济之者，补其母也。假令心病，泻手心主输，是谓迎而夺之者也；补手心主井，是谓随而济之者也。所谓实之与虚者，牢濡之意也。气来实牢者为得，濡虚者为失，故曰若得若失也。

八十难

曰：经言"有见如入，有见如出"者，何谓也？

然：所谓"有见如入，有见如出"者，谓左手见气来至，乃内针，针入，见气尽，乃出针。是谓"有见如入，有见如出"也。

八十一难

曰：经言“无实实虚虚，损不足而益有余”，是寸口脉耶？将病自有虚实耶？其损益奈何？

然：是病，非谓寸口脉也，谓病自有虚实也。假令肝实而肺虚，肝者木也，肺者金也，金木当更相平，当知金平木。假令肺实而肝虚，微少气，用针不补其肝，而反重实其肺，故曰“实实虚虚，损不足而益有余”。此者，中工之所害也。

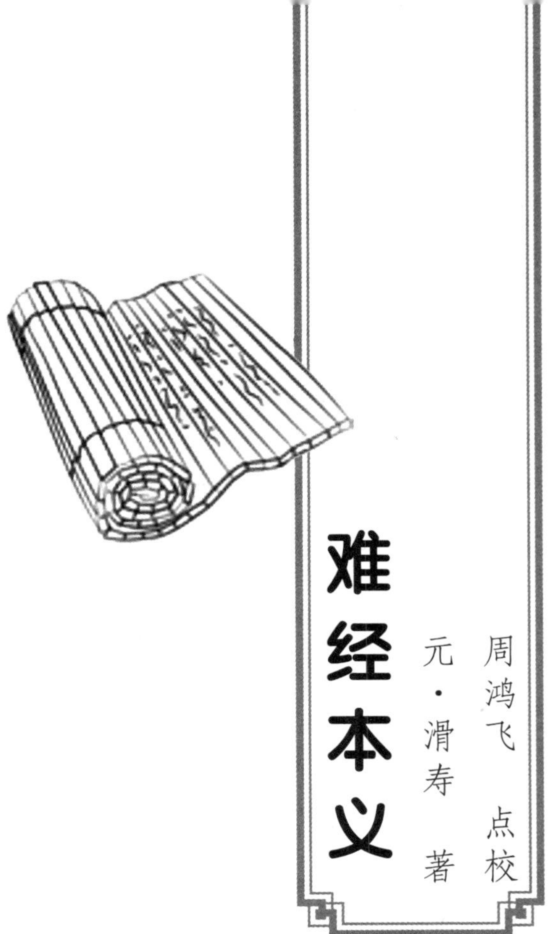

难经本义

元·滑寿 著
周鸿飞 点校

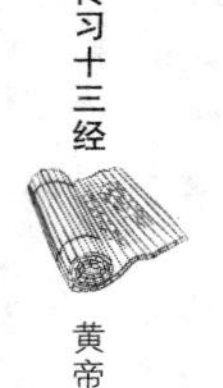

揭　序

《素问》《灵枢》，医之大经大法在焉。后世诸方书，皆本于此。然其言简古渊涵，未易通晓，故秦越人发为《八十一难》，所以推明其义也。然越人去古未远，其言亦深，一文一字，意周旨密。故为之注释者，亦数十家，但各以臆见，而卒无归一之论。或得此而失彼，或举前而遗后，非惟自误，又以误人，识者病焉。许昌滑君伯仁，笃实详敏，博极群书，工于医者三十四年，起废愈痼，不可胜纪。遂昼惟夕思，旁推远索，作《难经本义》二卷，析其精微，探其隐赜，钩其玄要，疑者辨之，误者正之，诸家之善者取之。于是《难经》之书，辞达理明，条分缕解；而《素问》《灵枢》之奥，亦由是而得矣。夫人之生死系于医，医之本原出于经，经之旨不明，其害可胜言哉！然则伯仁之功，岂小补者耶！

至正二十六年二月，工部郎中揭汯序

张　序

医之为道，圣矣！自神农氏，凡草木金石，可济夫夭死札瘥，悉列诸经。而《八十一难》，自秦越人推本轩岐、鬼臾区之书，发难析疑，论辨精诣，鬼神无遁情，为万世法，其道与天地并立，功岂小补也哉！且夫人以七尺之躯，五藏百骸，受病六气之沴，乃系于三指点按，一呼一吸之间，无有形影，特切其洪细濡伏若一发，苟或谬误，则脉生而药死之矣！而可轻以谈医，而可易以习医邪？

寓鄞滑伯仁，故家许，许去东垣近，早为李氏之学，遂名于医。予雅闻之，未识也。今年秋来，遗所撰《难经本义》，阅之使人起敬。有是哉！君之精意于医也。条释图陈，脉络尺寸，部候虚实，简而通，决而明。予虽未尝学，而思亦过半矣。呜呼！医之道，生道也。道行则生意充宇宙，泽流无穷，人以寿死，是则往圣之心也。世之学者，能各置一通于侧，而深求力讨之，不为良医也者几希。呜呼！越人我师也，伯仁不为我而刊诸梓，与天下之人共之，是则伯仁之心也。故举其大指为序。

至正二十五年龙集甲辰十月既望，翰林学士承旨荣禄大夫知制诰兼修国史张翥序

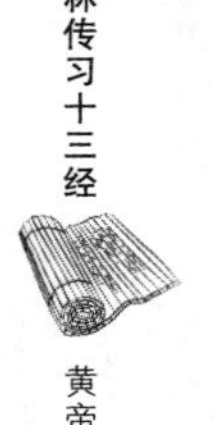

刘 序

粤自神农咀百药，而寒温辛酸甘苦品制之宜，君臣佐使之用，具诸本草，治药者于焉依据。曰黄帝作《素问》《内经》，凡受病根源俞府，皆切脉而知。故秦越人因之，设为八十一难问答，究竟精微，尽医师之道焉。世之医者，率熟诊而察脉，而审证，而治药。若《难经》一书，诚大本领，苟不由《难经》而出，其亦庸医乎！

余观注《本草》者，若今东阳朱彦修氏所著，已无余蕴；而解《难经》者，不知其几家，求诸精诣，十无一二。许昌滑君伯仁甫，挟岐黄之术，学仿于东垣李先生，精于诊而审于剂者也，愈疴起痼，活人居多。余坐足疾，人人治而弗痊。有言伯仁善治法，余致之，听其议论，皆自《难经》而来，迥异于世之言医者，岂异哉？究理义之精微，众人固弗识也。因出示所述《难经本义》二卷，发前人所未发之旨，首列诸图，后疏本义。盖其儒者积学二十余年，凡医之书，无不参考，而折衷己意，各条问答之下。吁嘻，其用心亦仁矣！得之者可以趋黄帝、岐伯之庭，而问崆峒寿域也。

虽然，吾闻之，望而知其病者谓之神，闻而知者谓之圣，又问而知之谓之工，至于诊脉浅深、呼吸至数，而后能疗治者，得巧之道焉。神圣工讵得见矣，今所求者巧耳。于巧之中，又不可以言语文字传者，若扁之起虢、缓之视膏肓，于《难经》乎何有？然与否也，吾其审于伯仁甫云。

至正二十有一年重光赤奋若之岁腊月既望，奉直大夫温州路总管管内劝农兼防御事天台刘仁本叙

凡　例

一《难经》正文，周仲立、李子野辈擅加笔削，今并不从。

一纪齐卿于经中“盛”字多改作“甚”字，岂国讳或家讳有所避耶？盖昧于临文不讳之义也，今不从。

一经中错简衍文，辨见各篇之下，仍为阙误总类，以见其概。

一《八十一难经》，隋唐书《经籍》《艺文志》俱云“二卷”，后人或厘而为三，或分而为五，今仍为二卷，以复书志之旧。杨玄操复为十三类以统之，今亦不从。说见后“汇考”中。

一《本义》中引诸书者，具诸书之名；引诸家者，具诸家之名；其无所引具，及“愚按”　“愚谓”者，则区区之臆见也。其设为“或问”，亦同。

一《本义》引诸家之说，有以文义相须为先后者，有以论说高下为先后者，无是二者，则以说者之世次为先后云。

一《难经》八十一篇，盖越人取《内经》《灵枢》之言，设为问答。前此注家皆不考所出，今并一一考之。其无可考者，于七难内发其例。

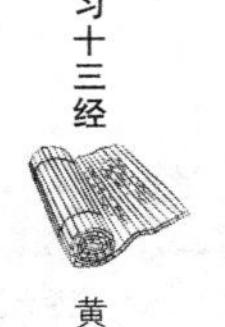

阙误总类

七难，三阴三阳次第，《脉经》与此不同，《脉经》于三阳则少阳、太阳、阳明，三阴则少阴、太阴、厥阴。

十二难，冯氏谓此篇合入用针补泻之类，当在六十难之后，以类相从也。

十四难，“反此者，至于收病也”，当作“至脉之病也”，“于收”二字误。

十六难问“三部九候”以下共六件，而篇中并不答所问，似有缺误。

十七难所问者三，所答者一，疑有缺漏。

十八难第三节，谢氏谓当是十六难中答辞；第四节，或谓当是十七难中“或连年月不已”答辞。

二十难，“重阳者狂，重阴者癫。脱阳者见鬼，脱阴者目盲”，当是五十九难结句之文，错简在此。

二十一难，谢氏曰：按本经所答，辞意不属，似有脱误。

二十三难，“经云：明知终始云云”一节，谢氏谓合在下篇之前，不必然也，只参看。

二十八难，“溢蓄不能环流灌溉诸经者也”十二字，当在“十二经亦不能拘之”之下。“其受邪气，蓄则肿热，砭射之也”十二字，谢氏直以为衍文，或云当在三十七难“关格不得尽其命而死矣”之下，因邪在六府而言也。

二十九难，“阳维为病苦寒热，阴维为病苦心痛”，诸本皆在“腰溶溶若坐水中”下，谢氏移置“溶溶不能自收持”下，文理顺从，必有所考而然，今从之。

三十一难，“其府在气街”一句，疑错简或衍文。三焦自属诸府，与手心主配，各有治所，不应又有府也。

四十八难，“诊之虚实”下，“濡者为虚，牢者为实”八字，《脉经》无之，谢氏以为衍文。杨氏谓“按之皮肉柔濡为虚，牢强者为实”，然则有亦无害。

四十九难第五节，“虚为不欲食，实为欲食”二句，于上下文无所关，疑错简或衍。

六十难，“其真心痛者”，“真”字下当有一“头”字，盖总结上两节也。

六十九难，“当先补之，然后泻之”八字，疑衍。

七十四难，篇中文义似有缺误，今且依此解之，俟后之知者。

七十五难，“金不得平木”，“不”字疑衍，详见本篇。

八十一难，“是病”二字，非误即衍。

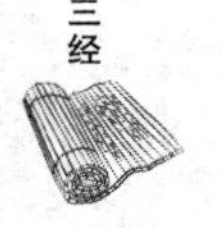

"汇考"引用诸家姓名

苏氏：东坡先生

朱子：晦菴先生

项氏：平菴先生

柳氏：贯，字道传

欧阳氏：玄，字厚巧，庐陵人，谥文公。

虞氏：集，字伯生，蜀人。

“本义”引用诸家姓名

张氏：机，字仲景，南阳人，东汉长沙太守，著《伤寒杂病论》。

王氏：字叔和，西晋太仆令，著《脉经》。

孙氏：思邈，唐京兆人，著《千金》等方。

王氏：焘，唐人，著《外台秘要》。

刘氏：温舒，宋人，著《气运论奥》。

庞氏：安时，字安常，宋绍圣间蕲州蕲水人，著《补伤寒书》。

刘氏：开，字立之，著《方脉举要》。

李氏：杲，字明之，金明昌、大定间东垣人，著《内外伤寒辨》等书。

王氏：好古，字从之，东垣高弟，著《此事难知》。

吕氏：广，吴太医令，《难经注解》。

杨氏：玄操，吴歙县尉，《难经注释》。

丁氏：德用，宋嘉禧间济阳人，《难经补注》。

虞氏：庶，宋治平间陵阳人，《难经注》。

周氏：与权，字仲立，宋临川人，《难经辨正释疑》。

王氏：宗正，字诚叔，宋绍兴人，将仕郎试将，作《难经注义》。

纪氏：天锡，字齐卿，金大定间岱麓人，《难经注》。

张氏：元素，金明昌、大定间易水人，号洁古，《药注难经》。

袁氏：坤厚，字淳甫，本朝古益人，成都医学官，《难经本旨》。

谢氏：缙孙，字坚白，庐陵人，《难经说》，元统间医侯郎，辽阳路官医提举。

陈氏：瑞孙，字廷芝，本朝庆元人，温州路医学正，与其子宅之同著《难经辨疑》。

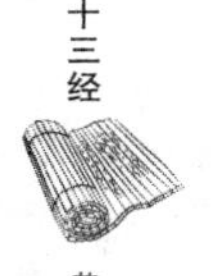

难经汇考

《史记·越人传》载赵简子、虢太子、齐桓侯三疾之治，而无著《难经》之说。《隋书·经籍志》《唐书·艺文志》俱有秦越人《黄帝八十一难经》二卷之目。又，唐诸王侍读张守节作《史记正义》，于“扁鹊仓公传”，则全引《难经》文，以释其义，传后全载四十二难与第一难、三十七难全文。由此则知古传以为秦越人所作者，不诬也。详其设问之辞，称“经言”者，出于《素问》《灵枢》二经之文，在《灵枢》者尤多；亦有二经无所见者，岂越人别有摭于古经，或自设为问答也耶？

邵菴虞先生尝曰：《史记》不载越人著《难经》，而隋唐书《经籍》《艺文志》定著越人《难经》之目，作《史记正义》者，直载《难经》数章。愚意以为古人因经设难，或与门人弟子答问，偶得此八十一章耳，未必经之当难者止此八十一条。难由经发，不特立言。且古人不求托名于书，故传之者唯专门名家而已。其后流传寖广，官府得以录而著其目，注家得以引而成文耳。

圭斋欧阳公曰：切脉于手之寸口，其法自秦越人始，盖为医者之祖也。《难经》先秦古文，汉以来《答客难》等作，皆出其后。又，文字相质，难之祖也。

杨玄操序，谓黄帝有《内经》二帙，其义幽赜，殆难究览，越人乃采摘二部经内精要，凡八十一章，伸演其道，名《八十一难经》，以其理趣深远，非卒易了故也。

纪天锡云：秦越人将《黄帝素问》疑难之义，八十一篇重而明之，故曰《八十一难经》。

宋治平间京兆黎泰辰序虞庶《难经注》云：世传《黄帝八十一难经》，谓之难者，得非以人之五藏六府隐于内，为邪所干，不可测知，唯以脉理究其仿佛邪？若脉有重十二菽者，又有如按车盖而若循鸡羽者，复考内外之证以参校之，不其难乎！

丁德用《补注》题云：《难经》历代传之一人，至魏华佗，乃烬其文于狱下。于晋宋之间，虽有仲景、叔和之书，然各示其文，而滥觞其说。及吴太医令吕广，重编此经，而尚文义差迭。按此则《难经》为烬余之文，其编次复重经吕广之手，固不能无缺失也。

谢氏谓：《难经》王宗正注义图解，大概以诊脉之法，心肺俱浮，肾肝俱沉，脾在中州为正而已。至于他注家所引寸关尺而分两手部位，及五藏六府之脉并时分见于尺寸，皆以为王氏《脉经》之非。殊不知脉之所以分两手者，出于《素问·脉要精微论》，其文甚明。越人复推明之，于十难中言一脉变为十，以五藏六府相配而言，非始于叔和也。且三部之说有二：一则四难所谓“心肺俱浮，肾肝俱沉，脾者中州”与第五难菽法轻重同，而三部之中又各自分上中下云；一则“脉要精微论”之五藏部位，即二难之分寸关尺、十难之一脉变为十者也。若止以“心肺俱浮，肾肝俱沉，脾为中州”一法言之，则亦不必分寸关尺，而十难所谓一脉十变者，何从而推之？

蕲水庞安常有《难经解》数万言，惜乎无传。诸家经解，冯氏、丁氏伤于凿，虞氏伤于巧，李氏、周氏伤于任，王、吕晦而舛，杨氏、纪氏大醇而小疵。唯近世谢氏说，殊有理致源委。及袁氏者，古益人，著《难经本旨》，佳处甚多，然其因袭处，未免踵前人之非，且失之冗尔。洁古氏《药注》，疑其草稿，姑立章指义例，未及成书也。今所见者，往往言论于经不相涉，且无文理。洁古平日著述极醇正，此绝不相似，不知何自。遂乃板行，反为先生之累，岂好事者为之，而托为先生之名邪？要之，后来东垣、海藏、罗谦甫辈，皆不及见；若见，必当与足成其说；不然，亦回护之，不使轻易流传也。

《难经》八十一篇，辞若甚简，然而荣卫度数，尺寸位置，阴阳王相，藏府内外，脉法病能，与夫经络流注，针刺俞穴，莫不该尽。昔人有以十三类统之者。吁呼！此经之义，大无不包，细无不举，十三类果足以尽之与？八十一篇果不出于十三类与？学者求之篇章之间，则其义自见矣。

此书固有类例，但当如《大学》朱子分章，以见记者之意则可，不当以己之立类，统经之篇章也。今观一难至二十一难，皆言脉。二十二难至二十九难，论经络流注始终，长短度数，奇经之行，及病之吉凶也。其间有云脉者，非谓尺寸之脉，乃经隧之脉也。三十难至四十三难，言荣卫、三焦、藏府、肠胃之详。四十四、五难，言七冲门，乃人身资生之用，八会为热病在内之气穴也。四十六、七难，言老幼寐寤，以明气血之盛衰；言人面耐寒，以见阴阳之走会。四十八难至六十一难，言诊候病能，藏府积聚泄利，伤寒杂病之别，而继之以望闻问切，医之能事毕矣。六十二难至八十一难，言藏府荣俞，用针补泻之法，又全体之学所不可无者。此记者以类相从，始终之意备矣。

十一难云"肝有两叶"，四十一难云"肝左三叶，右四叶，凡七叶"。言两叶者，举其大；言七叶，尽其详。左三右四，亦自相阴阳之义。肝属木，木为少阳，故其数七。肺属金，金为少阴，故六叶两耳，其数八。心色赤而中虚，离之象也。脾形象马蹄而居中，土之义也。肾有两枚，习坎之谓也。此五藏配合阴阳，皆天地自然之理，非人之所能为者。若马之无胆，兔之无脾，物固不得其全矣。（周子云"木阳稚，金阴稚"是也）

东坡先生《楞伽经·跋》云：如医之有《难经》，句句皆理，字字皆法。后世达者，神而明之，如盘走珠，如珠走盘，无不可者。若出新意而弃旧学，以为无用，非愚无知，则狂而已。譬如俚俗医师，不由经论，直授药方，以之疗病，非不或中；至于遇病辄应，悬断死生，则与知经学古者，不可同日语矣。世人徒见其有一至之功，或捷于古人，因谓《难经》不学而可，岂不误哉！

晦菴先生跋郭长阳医书云：予尝谓古人之于脉，其察之固非一道矣。然今世通行，惟寸关尺之法为最要，且其说具于《难经》之首篇，则亦非不俚俗说也。故郭公此书，备载其语，而并取丁德用密排三指之法以释之，夫《难经》则至矣！至于德用之法，则予窃意诊者之指有肥瘠，病者之臂有长短，以是相求，或未得为定论也。盖尝细考经之所以分寸尺者，皆自关而前却，以距手鱼际、尺泽，是则所谓关者，必有一定之处，亦若鱼际、尺泽之可以外见而先识也。然今诸书皆无的然之论，惟《千金》以为寸口之处，其骨自高，而关尺皆由是而却取焉。则其言之先后，位之进退，若与经文不合。独俗间所传《脉诀》五七言韵语者，词最鄙浅，非叔和本书明甚，乃能直指高骨为关，而分其前后，以为尺寸阴阳之位，似得《难经》本旨。然世之高医以其赝也，遂委弃而羞言之。予非精于道者，不能有以正也。姑附见其说于此，以俟明者而折中焉。

庐陵谢坚白曰：泰定四年丁卯，愚教授龙兴，建言宪司，请刻叔和

《脉经》本书十卷，时儒学提举东阳柳公道传序其端曰：朱文公云：俗传《脉诀》，辞最鄙浅，而取其直指高骨为关之说，为合于《难经》。虽文公亦似未知其正出《脉经》，正谓此跋也。然文公虽未见《脉经》，而其言与《脉经》吻合。《脉诀》虽非叔和书，其人亦必知读《脉经》者，但不当自立七表、八里、九道之目，遂与《脉经》所载二十四种脉之名义大有抵牾，故使后人疑焉。

项氏《家说》曰：凡经络之所出为井，所留为荥，所注为输，所过为原，所行为经，所入为合。井象水之泉，荥象水之陂，输象水之窦（窦即窬字也），经象水之流，合象水之归，皆取水之义也。藏五而府六，藏穴五而府穴六，犹干五而支六，声五而律六，皆阴阳之数，自然之理。虽增手厥阴一藏，其实心之包络不异于心，即一藏而二经也。经之必为十二，犹十二支、十二辰、十二月、十二律，不可使为十一，亦自然之理也。寅卯为木，巳午为火，申酉为金，亥子为水，四行皆二支耳，而土行独当辰戌丑未四支，以成十二；肺肝脾肾四藏皆二经，而心与包络共当四经，以成十二，此岂人之所能为哉？

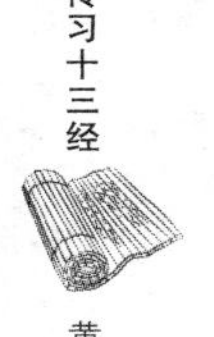

难经本义·卷上

一难曰：十二经皆有动脉，独取寸口，以决五藏六府死生吉凶之法，何谓也？

十二经，谓手足三阴三阳，合为十二经也。手经则太阴肺、阳明大肠、少阴心、太阳小肠、厥阴心包、少阳三焦也。足经则太阴脾、阳明胃、少阴肾、太阳膀胱、厥阴肝、少阳胆也。皆有动脉者，如手太阴脉动中府、云门、天府、侠白，手阳明脉动合谷、阳溪，手少阴脉动极泉，手太阳脉动天窗，手厥阴脉动劳宫，手少阳脉动禾髎，足太阴脉动箕门、冲门，足阳明脉动冲阳、大迎、人迎、气冲，足少明脉动太溪、阴谷，足太阳脉动委中，足厥阴脉动太冲、五里、阴廉，足少阳脉动下关、听会之类也。谓之经者，以荣卫之流行，经常不息者而言；谓之脉者，以血理之分衺行体者而言也。故经者，径也；脉者，陌也。越人之意，盖谓凡此十二经，经皆有动脉，如上文所云者。今置不取，乃独取寸口，以决藏府死生吉凶，何耶？

然：寸口者，脉之大会，手太阴之脉动也。

然者，答辞，诸篇仿此。此一篇之大指，下文乃详言之。寸口，谓气口也，居手太阴鱼际却行一寸之分，气口之下曰关、曰尺云者，皆手太阴所历之处，而手太阴又为百脉流注朝会之始也。《五藏别论》：帝曰：气口何以独为五藏主？岐伯曰：胃者，水谷之海，六府之大源也。五味入口，藏于胃，以养五藏气，而变见于气口也。《灵枢》第一篇云：脉会太渊。《玉版论》云：行奇恒之法，自太阴始。注谓先以气口太阴之脉，定四时之正气，然后度量奇恒之气也。《经脉别论》云：肺朝百脉。又云：气口成寸，以决死生。合数论而观之，信知寸口当手太阴之部，而为脉之大会，明矣。此越人立问之意，所以独取夫寸口，而后世宗之，为不易之法。著之篇首，乃开卷第一义也。学者详之。

人一呼，脉行三寸；一吸，脉行三寸；呼吸定息，脉行六寸。人一日一夜，凡一万三千五百息，脉行五十度，周于身，漏水下百刻，荣卫行阳二十五度，行阴亦二十五度，为一周也。故五十度复会于手太阴。寸口者，五藏六府之所终始，故法取于寸口也。

承上文言，人谓平人，不病而息数匀者也；呼者，气之出，阳也；吸者，气之入，阴也。《内经·平人气象论》云：人一呼，脉再动；一吸，脉再动；呼吸定息，脉五动，闰以太息，命曰平人。故平人一呼，脉行三寸；一吸，脉行三寸；呼吸定息，脉行六寸。以呼吸之数言之，一日一夜，凡一万三千五百息；以脉行之数言之，则五十度周于身，而荣卫之行于阳者二十五度，行于阴者亦二十五度，出入阴阳，参考互注，无少间断，五十度毕，适当漏下百刻，为一晬时，又明日之平旦矣，乃复会于手太阴。此寸口所以为五藏六府之所终始，而法有取于是焉。盖以荣卫始于中焦，注手太阴、阳明，阳明注足阳明、太阴，太阴注手少阴、太阳，太阳注足太阳、少阴，少阴注手心主、少阳，少阳注足少阳、厥阴，计呼吸二百七十息，脉行一十六丈二尺，漏下二刻，为一周身，于是复还注手太阴。积而盈之，人一呼一吸为一息，每刻一百三十五息；每时八刻，计一千八十息；十二时九十六刻，计一万二千九百六十息；刻之余分，得五百四十息，合一万三千五百息也。一息，脉行六寸；每二刻二百七十息，脉行一十六丈二尺；每时八刻，脉行六十四丈八尺，荣卫四周于身。十二时计九十六刻，脉行七百七十七丈六尺，为四十八周身。刻之余分，行二周身，得三十二丈四尺。总之，为五十度周身，脉得八百一十丈也。此呼吸之息，脉行之数，周身之度，合昼夜百刻之详也。行阳行阴，谓行昼行夜也。

二难曰：脉有尺寸，何谓也？然：尺寸者，脉之大要会也。

尺，《说文》云：尺，度名，十寸也。人手部十分动脉为寸口，十寸为尺，规矩事也。古者寸、尺、咫、寻、常、仞诸度量，皆以人之体为法，故从尸从乁，象布指之状。寸，十分也。人手却一寸动脉，谓之寸口，从又从一。

按：如《说文》所纪，尤可见人体中脉之尺寸也。尺阴分，寸阳分也。人之一身，经络荣卫，五藏六府，莫不由于阴阳，而或过与不及，于尺寸见焉，故为脉之大要会也。一难言寸口为脉之大会，以肺朝百脉而言也。此言尺寸为脉之大要会，以阴阳对待而言也。大抵手太阴之脉，由中焦出行，一路直至两手大指之端；其鱼际却行一寸九分，通谓之寸口；于一寸九分之中，曰尺曰寸，而关在其中矣。

从关至尺是尺内，阴之所治也；从关至鱼际是寸口内，阳之所治也。

关者，掌后高骨之分，寸后尺前，两境之间，阴阳之界限也。从关至尺泽谓之尺，尺之内，阴所治也；从关至鱼际是寸口，寸口之内，阳所治也。故孙思邈云：从肘腕中横纹至掌鱼际后纹却而十分之，而入取九分，是为尺。此九分者，自肘腕入至鱼际为一尺，十分之为十寸，取第九分之一寸，中为脉之尺位也。从鱼际后纹却还，度取十分之一，则是寸。此“寸”字，非“寸关尺”之“寸”，乃从肘腕横纹至鱼际，却而取十分中之一，是一寸也。以此一寸之中取九分，为脉之寸口。故下文云：寸十分之，而入取九分之中，则寸口也。

故分寸为尺，分尺为寸。

寸为阳，尺为阴，阳上而阴下。寸之下，尺也；尺之上，寸也；关居其中，以为限也。分寸为尺，分尺为寸，此之谓欤？分，犹别也。

故阴得尺内一寸，阳得寸内九分。

老阴之数终于十，故阴得尺内之一寸。此“尺”字指鱼际至尺泽，通计十寸者而言。老阳之数极于九，故阳得寸内之九分。此“寸”字，指人手却寸而言。

尺寸终始，一寸九分，故曰尺寸也。

寸为尺之始，尺者寸之终。云尺寸者，以终始对待而言。其实则寸得九分，尺得一寸，皆阴阳之盈数也。庞安常云：越人取手太阴行度鱼际后一寸九分，以配阴阳之数，盖谓此也。

三难曰：脉有太过，有不及，有阴阳相乘，有覆有溢，有关有格，何谓也？

太过、不及，病脉也。关格、覆溢，死脉也。关格之说，《素问·六节藏象论》及《灵枢》第九篇、第四十九篇皆主气口、人迎，以阳经取决于人迎，阴经取决于气口也。今越人乃以关前、关后言者，以寸为阳而尺为阴也。

然：关之前者，阳之动也，脉当见九分而浮。过者，法曰太过；减者，法曰不及。

关前为阳，寸脉所动之位。脉见九分而浮，九阳数，寸之位浮，阳脉是其常也。过，谓过于本位，过于常脉；不及，谓不及本位，不及常脉，是皆病脉也。

遂上鱼为溢，为外关内格，此阴乘之脉也。

遂者，遂也，径行而直前也。谢氏谓“遂者，直上直下，殊无回迂之生意”，有旨哉！经曰：阴气太盛，则阳气不得相营也。以阳气不得营于阴，阴遂上出而溢于鱼际之分，为外关内格也。外关内格，谓阳外闭而不下，阴从而外出以格拒之，此阴乘阳位之脉也。

关之后者，阴之动也，脉当见一寸而沉。过者，法曰太过；减者，法曰不及。

关后为阴，尺脉所动之位。脉见一寸而沉，一寸阴数，尺之位沉，阴脉是其常也。过，谓过于本位，过于常脉；不及，谓不及本位，不及常脉，皆病脉也。

遂入尺为覆，为内关外格，此阳乘之脉也。

经曰：阳气太盛，则阴气不得相营也。以阴不得营于阳，阳遂下陷而覆于尺之分，为内关外格也。内关外格，谓阴内闭而不上，阳从而外入以格拒之，此阳乘阴位之脉也。

故曰覆溢。

覆，如物之覆，由上而倾于下也。溢，如水之溢，由内而出乎外也。

是其真藏之脉，人不病而死也。

覆溢之脉，乃孤阴独阳上下相离之诊，故曰真藏之脉，谓无胃气以和之也。凡人得此脉，虽不病，犹死也。

此篇言阴阳之太过、不及，虽为病脉，犹未至危殆；若遂上鱼入尺，而为覆溢，则死脉也。此“遂”字最为切紧，盖承上起下之要言。不然，则太过、不及，阴阳相乘；关格、覆溢，浑为一意，漫无轻重矣。

或问：此篇之阴阳相乘，与二十篇之说同异。曰：此篇乃阴阳相乘之极而为覆溢，二十篇则阴阳更相乘而伏匿也。“更”之一字，与此篇“遂”字，大有径庭。更者，更互之更；遂者，直遂之遂。而覆溢与伏匿，又不能无辨。盖覆溢为死脉，伏匿为病脉，故不可同日语也。

此书首三篇，乃越人开卷第一义也。一难言寸口，统阴阳关尺而言；二难言尺寸，以阴阳始终对待而言，关亦在其中矣；三难之覆溢，以阴阳关格而言，尤见关为津要之所。合而观之，三部之义备矣。一、二难言阴阳之常，三难言阴阳之变。

四难曰：脉有阴阳之法，何谓也？然：呼出心与肺，吸入肾与肝，呼吸之间，脾受谷味也，其脉在中。

呼出为阳，吸入为阴。心肺为阳，肾肝为阴，各以部位之高下而应之也。一呼再动，心肺主之；一吸再动，肾肝主之；呼吸定息，脉五动，闰以太息，脾之候也。故曰呼吸之间，脾受谷味也，其脉在中。在中者，在阴阳呼吸之中。何则？以脾受谷味，灌溉诸藏，诸藏皆受气于脾土，主中宫之义也。

浮者阳也，沉者阴也，故曰阴阳也。

浮为阳，沉为阴，此承上文而起下文之义。

心肺俱浮，何以别之？然：浮而大散者，心也；浮而短涩者，肺也。肾肝俱沉，何以别之？然：牢而长者，肝也；按之濡，举指来实者，肾也。脾者中州，故其脉在中。是阴阳之法也。

心肺俱浮，而有别也。心为阳中之阳，故其脉浮而大散；肺为阳中之阴，其脉浮而短涩。肝肾俱沉，而有别也。肝为阴中之阳，其脉牢而长；肾为阴中之阴，其脉按之濡，举指来实。古益袁氏谓：肾属水，脉按之濡，举指来实，外柔内刚，水之象也。脾说见前。

脉有一阴一阳、一阴二阳、一阴三阳，有一阳一阴、一阳二阴、一阳三阴。如此之言，寸口有六脉俱动邪？然：此言者非有六脉俱动也，谓浮、沉、长、短、滑、涩也。浮者阳也，滑者阳也，长者阳也；沉者阴也，短者阴也，涩者阴也。所言一阴一阳者，谓脉来沉而滑也；一阴二阳者，谓脉来沉滑而长也；一阴三阳者，谓脉来浮滑而长，时一沉也。所言一阳一阴者，谓脉来浮而涩也；一阳二阴者，谓脉来长而沉涩也；一阳三阴者，谓脉来沉涩而短，时一浮也。各以其经所在，名病逆顺也。

又设问答，以明阴阳。脉见于三部者，不单至也。惟其不单至，故有此六脉相兼而见。浮者轻手得之，长者通度本位，滑者往来流利，皆阳脉也；沉者重手得之，短者不及本位，涩者往来凝滞，皆阴脉也。惟其相兼，故有一阴一阳，又一阳一阴，如是之不一也。夫脉之所至，病之所在也。以脉与病及经络藏府参之，某为宜，某为不宜，四时相应、不相应，以名病之逆顺也。

五难曰：脉有轻重，何谓也？然：初持脉，如三菽之重，与皮毛相得者，肺部也；如六菽之重，与血脉相得者，心部也；如九菽之重，与肌肉相得者，脾部也；如十二菽之重，与筋平者，肝部也；按之至骨，举指来疾者，肾部也。故曰轻重也。

肺最居上，主候皮毛，故其脉如三菽之重；心在肺下，主血脉，故其脉如六菽之重；脾在心下，主肌肉，故其脉如九菽之重；肝在脾下，主筋，故其脉如十二菽之重；肾在肝下，主骨，故其脉按之至骨，举指来实。肾不言菽，以类推之，当如十五菽之重。

今按：此法以轻重言之，即浮、中、沉之意也。然于《枢》《素》无所见，将古脉法而有所授受邪？抑越人自得之见邪？庐陵谢氏曰：此寸关尺所主藏府，各有分位；而一部之中，脉又自有轻重。因举陵阳虞氏说云：假令左手寸口如三菽之重，得之乃知肺气之至；如六菽之重，得之知本经之至。余以类求之。夫如是，乃知五藏之气更相溉灌，六脉因兹亦有准绳，可以定吉凶，言疾病矣。关尺皆然，如十难中十变脉例而消息之也。

六难曰：脉有阴盛阳虚、阳盛阴虚，何谓也？然：浮之损小，沉之实大，故曰阴盛阳虚；沉之损小，浮之实大，故曰阳盛阴虚，是阴阳虚实之意也。

浮沉以下指轻重言，盛虚以阴阳盈亏言。轻手取之而见减小，重手取之而见实大，知其为阴盛阳虚也；重手取之而见损小，轻手取之而见实大，知其为阳盛阴虚也。大抵轻手取之阳之分，重手取之阴之分，不拘何部，率以是推之。

七难曰：经言“少阳之至，乍大乍小，乍短乍长；阳明之至，浮大而短；太阳之至，洪大而长；太阴之至，紧大而长；少阴之至，紧细而微；厥明之至，沉短而敦”，此六者，是平脉邪？将病脉耶？然：皆王脉也。

六者之王说，见下文。

其气以何月，各王几日？然：冬至之后，初得甲子，少阳王；复得甲子，阳明王；复得甲子，太阳王；复得甲子，太阴王；复得甲子，少阴王；复得甲子，厥阴王。王各六十日，六六三百六十日，以成一岁。此三阳三阴之王时日大要也。

上文言三阳三阴之王脉，此言三阳三阴之王时，当其时则见其脉也。历家之说，以上古十一月甲子合朔，冬至为历元，盖取夫气朔之分齐也。然天度之运，与日月之行，迟速不一，岁各有差，越人所谓冬至之后得甲子，亦以此欤？是故气朔之不齐，节候之早晚，不能常也。故丁氏注谓：冬至之后得甲子，或在小寒之初，或在大寒之后，少阳之至始于此，余经各以次继之。

纪氏亦谓：自冬至之日，一阳始生，于冬至之后得甲子，少阳脉王也。若原其本始，以十一月甲子合朔，冬至常例推之，则少阳之王便当从此日始，至正月中，余经各以次继之。少阳之至，阳气尚微，故其脉乍大乍小，乍短乍长。阳明之至，犹有阴也，故其脉浮大而短。太阳之至，阳盛而极也，故其脉洪大而长。阳盛极则变而之阴矣，故夏至后为三阴用事之始。而太阴之至，阴气上微，故其脉紧大而长。少阴之至，阴渐盛也，故其脉紧细而微。厥阴之至，阴盛而极也，故其脉沉短以敦。阴盛极则变而之阳，仍三阳用事之元始也。此则三阳三阴之王脉，所以周六甲而循四时，率皆从微以至乎著，自渐而趋于极，各有其序也。

袁氏曰：春温而夏暑，秋凉而冬寒，故人六经之脉亦随四时阴阳消长迭运而至也。

刘温舒曰：《至真要论》云“厥阴之至，其脉弦；少阴之至，其脉钩；太阴之至，其脉沉；少阳之至，大而浮；阳明之至，短而涩；太阳之至，大而长”，亦随天地之气卷舒也。如春弦、夏洪、秋毛、冬石之类，则五运、六气、四时亦皆应之而见于脉尔。若《平人气象论》“太阳脉至，洪大而长；少阳脉至，乍数乍疏，乍短乍长；阳明脉至，浮大而短”，《难经》引之以论三阴三阳之脉者，以阴阳始生之浅深而言之也。

篇首称“经言”二字，考之《枢》《素》无所见，《平人气象论》虽略有其说而不详，岂越人之时别有所谓上古文字耶？将《内经》有之，而后世脱简耶？是不可知也。后凡言经言而无所考者，义皆仿此。

八难曰：寸口脉平而死者，何谓也？然：诸十二经脉者，皆系于生气之原。所谓生气之原者，谓十二经之根本也，谓肾间动气也。此五藏六府之本，十二经脉之根，呼吸之门，三焦之原，一名“守邪之神”。故气者，人之根本也，根绝则茎叶枯矣；寸口脉平而死者，生气独绝于内也。

肾间动气，人所得于天以生之气也。肾为子水，位乎坎，北方卦也，乃天一之数，而火木金土之先也，所以为生气之原，诸经之根本，又为守邪之神也。原气胜则邪不能侵，原气绝则死，如本根绝而茎叶枯矣。故寸口脉平而死者，以生气独绝于内也。

此篇与第一难之说，义若相悖，然各有所指也。一难以寸口决生死者，谓寸口为脉之大会，而谷气之变见也。此篇以原气言也，人之原气盛则生，原气绝，则寸口脉虽平，犹死也。原气言其体，谷气言其用也。

九难曰：何以别知藏府之病耶？然：数者府也，迟者藏也。数则为热，迟则为寒。诸阳为热，诸阴为寒，故以别知藏府之病也。

凡人之脉，一呼一吸为一息，一息之间脉四至，闰以太息，脉五至，命曰平人。平人者，不病之脉也。其有增减，则为病焉。故一息三至曰迟，不足之脉也；一息六至曰数，大过之脉也。藏为阴，府为阳。脉数者属府，为阳为热；脉迟者属藏，为阴为寒。不特是也，诸阳脉皆为热，诸阴脉皆为寒。藏府之病，由是别之。

十难曰：一脉为十变者，何谓也？然：五邪刚柔相逢之意也。假令心脉急甚者，肝邪干心也；心脉微急者，胆邪干小肠也。心脉大甚者，心邪自干心也；心脉微大者，小肠邪自干小肠也。心脉缓甚者，脾邪干心也；心脉微缓者，胃邪干小肠也。心脉涩甚者，肺邪干心也；心脉微涩者，大肠邪干小肠也。心脉沉甚者，肾邪干心也；心脉微沉者，膀胱邪干小肠也。五藏各有刚柔邪，故令一脉辄变为十也。

五邪者，谓五藏五府之气，失其正而为邪者也。刚柔者，阳为刚，阴为柔也。刚柔相逢，谓藏逢藏，府逢府也。五藏五府，各有五邪，以脉之来甚者属藏，微者属府。特以心藏发其例，余可类推，故云一脉辄变为十也。

十一难曰：经言"脉不满五十动而一止，一藏无气"者，何藏也？然：人吸者随阴入，呼者因阳出。今吸不能至肾，至肝而还，故知一藏无气者，肾气先尽也。

《灵枢》第五篇曰：人一日一夜五十营，以营五藏之精。不应数者，名曰狂生。所谓五十营者，五藏皆受气，持其脉口，数其至也。五十动不一代者，五藏皆受气；四十动一代者，一藏无气；三十动一代者，二藏无气；二十动一代者，三藏无气；十动一代者，四藏无气；不满十动一代者，五藏无气，予之短期。

按：五藏，肾最在下，吸气最远，若五十动不满而一止者，知肾无所资，气当先尽。尽，犹衰竭也，衰竭则不能随诸藏气而上矣。

十二难曰：经言"五藏脉已绝于内，用针者反实其外；五藏脉已绝于外，用针者反实其内"，内外之绝，何以别之？然：五藏脉已绝于内者，肾肝气已绝于内也，而医反补其心肺；五藏脉已绝于外者，其心肺脉已绝外也，而医反补其肾肝。阳绝补阴，阴绝补阳，是谓实实虚虚，损不足益有余。如此死者，医杀之耳。

《灵枢》第一篇曰：凡将用针，必先诊脉，视气之剧易，乃可以治也。又，第三篇曰：所谓五藏之气已绝于内者，脉口气内绝不至，反取其外之病处，与阳经之合，又留针以致阳气，阳气至则内重竭，重竭则死矣。其死也，无气以动，故静。所谓五藏之气已绝于外者，脉口气外绝不至，反取其四末之输，有留针以致其阴气，阴气至则阳气反入，入则逆，逆则死矣。其死也，阴气有余，故躁。此《灵枢》以脉口内外言阴阳也。越人以心肺肾肝内外别阴阳，其理亦由是也。

纪氏谓此篇言针法，冯氏玠谓此篇合入用针补泻之类，当在六十难之后，以例相从也。

十三难曰：经言"见其色而不得其脉，反得相胜之脉者，即死；得相生之脉者，病即自已"，色之与脉当参相应，为之奈何？

《灵枢》第四篇曰：见其色，知其病，命曰明；按其脉，知其病，命曰神；问其病，知其处，命曰工。色脉形肉，不得相失也。色青者其脉弦，赤者其脉钩，黄者其脉代，白者其脉毛，黑者其脉石。见其色而不得其脉，谓色脉之不相得也。色脉既不相得，看得何脉，得相胜之脉即死；得相生之脉，病即自已。已，愈也。参，合也。

然：五藏有五色，皆见于面，亦当与寸口、尺内相应。假令色青，其脉当弦而急；色赤，其脉浮大而散；色黄，其脉中缓而大；色白，其脉浮涩而短；色黑，其脉沉濡而滑。此所谓五色之与脉，当参相应也。

色脉当参相应。夫如是，则见其色，得其脉矣。

脉数，尺之皮肤亦数；脉急，尺之皮肤亦急；脉缓，尺之皮肤亦缓；脉涩，尺之皮肤亦涩；脉滑，尺之皮肤亦滑。

《灵枢》第四篇，黄帝曰：色脉已定，别之奈何？岐伯曰：调其脉之缓急、大小、滑涩，肉之坚脆，而病变定矣。黄帝曰：调之奈何？岐伯答曰：脉急，尺之皮肤亦急；脉缓，尺之皮肤亦缓；脉小，尺之皮肤亦减而少气；脉大，尺之皮肤亦贲而起；脉滑，尺之皮肤亦滑；脉涩，尺之皮肤亦涩。凡此变者，有微有甚。故善调尺者，不待于寸；善调脉者，不待于色。能参合而行之者，可以为上工，上工十全九；行二者为中工，中工十全八；行一者为下工，下工十全六。此通上文所谓色脉形肉不相失也。

五藏各有声、色、臭、味，当与寸口、尺内相应，其不应者病也。假令色青，其脉浮涩而短，若大而缓为相胜；浮大而散，若小而滑为相生也。

若之为言或也。举色青为例，以明相胜、相生也。青者肝之色，浮涩而短，肺脉也，为金克木；大而缓，脾脉也，为木克土，此相胜也。浮大而散，心脉也，为木生火；小而滑，肾脉也，为水生木，此相生也。此所谓得相胜之脉即死，得相生之脉，病即自已也。

经言“知一为下工，知二为中工，知三为上工。上工者十全九，中工者十全八，下工者十全六”，此之谓也。

说见前。三，谓色、脉、皮肤三者也。

此篇问答凡五节。第一节为问辞。第二、第三节言色脉形肉不得相失。第四节言五藏各有声、色、臭、味，当与寸尺相应。然“假令”以下，但言色脉相参，不言声、臭、味，殆阙文欤？抑色之著于外者，将切于参验欤？第五节则以所知之多寡，为工之上下也。

十四难曰：脉有损至，何谓也？然：至之脉，一呼再至曰平，三至曰离经，四至曰夺精，五至曰死，六至曰命绝，此至之脉也。何谓损？一呼一至曰离经，再呼一至曰夺精，三呼一至曰死，四呼一至曰命绝，此损之脉也。至脉从下上，损脉从上下也。

平人之脉，一呼再至，一吸再至，呼吸定息，脉四至，加之则为过，减之则不及，过与不及，所以为至为损焉。离经者，离其经常之度也。夺精，精气衰夺也。至脉，从下而逆上，由肾而之肺也。损脉，从上而行下，由肺而之肾也。

谢氏曰：平人一呼再至，脉行三寸。今一呼三至，则脉行四寸半，一息之间行九寸；二十息之间，一百八十丈，比平人行速过六十丈，此至脉之离经也。平人一呼脉再至，行三寸。今一呼一至，只得一寸半；二十息之间，脉迟行六十丈，此损脉之离经也。若夫至脉之夺精，一呼四至，则一息之间行一尺二寸；损脉之夺精，二呼一至，则一息之间行三寸，其病又甚矣。过此者，死而命绝也。

损脉之为病奈何？然：一损，损于皮毛，皮聚而毛落；二损，损于血脉，血脉虚少，不能荣于五藏六府；三损，损于肌肉，肌肉消瘦，饮食不能为肌肤；四损，损于筋，筋缓不能自收持；五损，损于骨，骨痿不能起于床。反此者，至于收病也。从上下者，骨痿不能起于床者死；从下上者，皮聚而毛落者死。

“至于收病也”当作“至脉之病也”，“于收”二字误。肺主皮毛，心主血脉，脾主肌肉，肝主筋，肾主骨，各以所主而见其所损也。反此为至脉之病者，损脉从上下，至脉则从下上也。

治损之法奈何？然：损其肺者，益其气；损其心者，调其荣卫；损其脾者，调其饮食，适其寒温；损其肝者，缓其中；损其肾者，益其精。此治损之法也。

肺主气，心主血脉，肾主精，各以其所损而调治之。荣卫者，血脉之所资也。脾主受谷味，故损其脾者，调其饮食，适其寒温，如春夏食凉食冷，秋冬食温食热，及衣服起居，各当其时是也。肝主血，血虚则中不足。一云：肝主怒，怒能伤肝，故损其肝者，缓其中。经曰：肝苦急，急食甘以缓之。缓者，和也。

脉有一呼再至，一吸再至；有一呼三至，一吸三至；有一呼四至，一吸四至；有一呼五至，一吸五至；有一呼六至，一吸六至；有一呼一至，一吸一至；有再呼一至，再吸一至；有呼吸再至。脉来如此，何以别知其病也？

此再举损至之脉为问答也。盖前之损、至，以五藏自病，得之于内者而言；此则以经络血气为邪所中之微甚，自外得之者而言也。其曰“呼吸再至”，即“一呼一至，一吸一至”之谓，疑衍文也。

然：脉来一呼再至，一吸再至，不大不小，曰平。一呼三至，一吸三至，为适得病。前大后小，即头痛目眩；前小后大，即胸满短气。一呼四至，一吸四至，病欲甚，脉洪大者，苦烦满；沉细者，腹中痛；滑者，伤热；涩者，中雾露。一呼五至，一吸五至，其人当困，沉细夜加，浮大昼加；不大不小，虽困可治；其有小大者，为难治。一呼六至，一吸六至，为死脉也。沉细夜死，浮大昼死。一呼一至，一吸一至，名曰损，人虽能行，犹当着床，所以然者，血气皆不足故也。再呼一至，再吸一至，呼吸再至（此四字即前衍文），名曰无魂。无魂者当死也。人虽能行，名曰行尸。

一息四至，是为平脉。一呼三至，一吸三至，是一息之间，脉六至，比之平人多二至，故曰适得病，未甚也。然又以前大后小、前小后大而言病能也。前后非言寸尺，犹十五难“前曲后居”之“前后”，以始末言也。一呼四至，一吸四至，病欲甚矣。故脉洪大者，苦烦满，病在高也；沉细者，腹中痛，病在下也。各以其脉言之。滑为伤热者，热伤气而不伤血，血自有余，故脉滑也；涩为中雾露者，雾露之寒伤人荣血，血受寒，故脉涩也。一呼五至，一吸五至，其人困矣。若脉更见浮大沉细，则各随昼夜而加剧，以浮大顺昼，阳也；沉细顺夜，阴也。若不见二者之脉，人虽困，犹可治。小大，即沉细浮大也。一呼六至，一吸六至，增之极也，故为死脉。沉细夜死，浮大昼死，阴遇阴，阳遇阳也。一呼一至，一吸一至，名曰损，以血气皆不足也。再呼一至，再吸一至，谓两息之间，脉再动，减之极也。经曰“形气有余，脉气不足者，死”，故曰无魂而当死也。

上部有脉，下部无脉，其人当吐，不吐者死；上部无脉，下部有脉，虽困，无能为害也。所以然者，譬如人之有尺，树之有根，枝叶虽枯槁，根本将自生。脉有根本，人有元气，故知不死。

“譬如”二字当在“人之有尺”下。此又以脉之有无，明上下部之病也。

纪氏曰：上部有脉，下部无脉，是邪实并于上，即当吐也；若无吐证，为上无邪而下气竭，故云当死。

东垣李氏曰：下部无脉，此木郁也。饮食过饱，填塞于胸中太阴之分，而春阳之令不得上行故也，是为木郁。木郁则达之，谓吐之是也。

谢氏曰：上部无脉，下部有脉者，阴气盛而阳气微，故虽困，无能为害。上部无脉，如树枝之槁；下部有脉，如树之有根。惟其有根，可以望其生也。

四明陈氏曰：至，进也，阳独盛而至数多也；损，减也，阴独盛而至数少也。至脉从下上，谓无阴而阳独行至于上，则阳亦绝而死矣；损脉从上下，谓无阳而阴独行至于下，则阴亦尽而死矣。一难言寸口以决藏府死

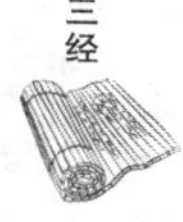

生吉凶，谓气口为五藏主也。四难言脾受谷味，其脉在中，是五藏皆以胃为主，其脉则主关上也。此难言人之有尺，譬如树之有根，脉有根本，人有元气，故知不死，则以尺为主也。此越人所以错综其义，散见诸篇，以见寸关尺各有所归重云。

十五难曰：经言“春脉弦，夏脉钩，秋脉毛，冬脉石”，是王脉耶？将病脉也？然：弦、钩、毛、石者，四时之脉也。春脉弦者，肝，东方，木也，万物始生，未有枝叶，故其脉之来，濡弱而长，故曰弦。夏脉钩者，心，南方，火也，万物之所茂，垂枝布叶，皆下曲如钩，故其脉之来疾去迟，故曰钩。秋脉毛者，肺，西方，金也，万物之所终，草木华叶，皆秋而落，其枝独在，若毫毛也，故其脉之来，轻虚以浮，故曰毛。冬脉石者，肾，北方，水也，万物之所藏也，盛冬之时，水凝如石，故其脉之来，沉濡而滑，故曰石。此四时之脉也。

此《内经·平人气象》《玉机真藏论》，参错其文而为篇也。春脉弦者，肝主筋，应筋之象。夏脉钩者，心主血脉，应血脉来去之象。秋脉毛者，肺主皮毛。冬脉石者，肾主骨。各应其象，兼以时物之象取义也。

“来疾去迟”，刘立之曰：来者，自骨肉之分，而出于皮肤之际，气之升而上也；去者，自皮肤之际，而还于骨肉之分，气之降而下也。

如有变，奈何？

脉逆四时之谓变。

然：春脉弦，反者为病。何谓反？然：其气来实强，是谓太过，病在外；气来虚微，是谓不及，病在内。气来厌厌聂聂，如循榆叶，曰平；益实而滑，如循长竿，曰病；急而劲益强，如新张弓弦，曰死。春脉微弦曰平，弦多胃气少曰病，但弦无胃气曰死。春以胃气为本。夏脉钩，反者为病。何谓反？然：其气来实强，是谓太过，病在外；气来虚微，是谓不及，病在内。其脉来累累如环，如循琅玕，曰平；来而益数，如鸡举足者，曰病；前曲后居，如操带钩，曰死。夏脉微钩曰平，钩多胃气少曰病，但钩无胃气曰死。夏以胃气为本。秋脉毛，反者为病。何谓反？然：其气来实强，是谓太过，病在外；气来虚微，是谓不及，病在内。其脉来蔼蔼如车盖，按之益大，曰平；不上不下，如循鸡羽，曰病；按之萧索，如风吹毛，曰死。秋脉微毛曰平，毛多胃气少曰病，但毛无胃气曰死。秋以胃气为本。冬脉石，反者为病。何谓反？然：其气来实强，是谓太过，病在外；气来虚微，是谓不及，病在内。脉来上大下兑，濡滑如雀之啄，曰平；啄啄连属，其中微曲，曰病；来如解索，去如弹石，曰死。冬脉微石曰平，石多胃气少曰病，但石无胃气曰死。冬以胃气为本。

春脉太过，则令人善忘，忽忽眩冒巅疾；不及，则令人胸痛引背，下则两胁胠满。夏脉太过，则令人身热而肤痛，为浸淫；不及，则令人烦心，上见咳唾，下为气泄。秋脉太过，则令人逆气而背痛愠愠然；不及，则令人喘，呼吸少气而咳，上气见血，下闻病音。冬脉太过，则令人上解㑊，脊脉痛而少气，不欲言；不及，则令人心悬如饥，胗中清，脊中痛，少腹满，小便变。此岐伯之言也。越人之意，盖本诸此。变脉言气者，脉不自动，气使之然，且主胃气而言也。循，抚也，按也。春脉厌厌聂聂，如循榆叶，弦而和也；益实而滑，如循长竿，弦多也；急而劲益强，如新张弓弦，但弦也。夏脉累累如环，如循琅玕，钩而和也；如鸡举足，钩多而有力也；前曲后居，谓按之坚而搏，寻之实而据，但钩也。秋脉蔼蔼如车盖，按之益大，微毛也；不上不下，如循鸡羽，毛多也；按之萧索，如风吹毛，但毛也。冬脉上大下兑，大小适均，石而和也。上下与来去同义，见前篇。啄啄连属，其中微曲，石多也；来如解索，去如弹石，但石也。大抵四时之脉皆以胃气为本，故有胃气则生，胃气少则病，无胃气则死。于弦、钩、毛、石中，每有和缓之体，为胃气也。此篇与《内经》中互有异同。

冯氏曰：越人欲使脉之易晓，重立其义尔。按《内经》第二卷《平人气象论篇》云：平肝脉来，软弱招招，如揭长竿末梢；平肺脉来，厌厌聂聂，如落榆荚；平肾脉来，喘喘累累如钩，按之而坚；病肾脉来，如引葛之益坚；死肾脉如发夺索，辟辟如弹石。此为异也。

胃者，水谷之海，主禀四时，故皆以胃气为本。是谓四时之变病，死生之要会也。

胃属土，土之数五也，万物归之，故云水谷之海；而水、火、金、木无不待是以生，故云主禀四时。禀，供也，给也。

脾者，中州也，其平和不可得见，衰乃见耳。来如雀之啄，如水之下漏，是脾衰之见也。

脾者中州，谓呼吸之间，脾受谷味，其脉在中也。其平和不得见，盖脾寄王于四季，不得独主于四时；四藏之脉平和，则脾脉在中矣。衰乃见者，雀啄、屋漏，异乎常也。雀啄者，脉至坚锐，而断续不定也；屋漏者，脉至缓散，动而复止也。

十六难曰：脉有三部九候，有阴阳，有轻重，有六十首，一脉变为四时。离圣久远，各自是其法，何以别之？

谢氏曰：此篇问三部九候以下共六件，而本经并不答所问，似有缺文。今详三部九候，则十八难中第三章言之，当属此篇，错简在彼。阴阳见四难，轻重见五难。一脉变为四时，即十五难春弦、夏钩、秋毛、冬石也。六十首，按《内经·方盛衰篇》曰：圣人持诊之道，先后阴阳而持之，奇恒之势，乃六十首。王注谓：奇恒六十首，今世不存。则失其传者，由来远矣。

然：是其病，有内外证。

此盖答辞，然与前问不相蒙，当别有问辞也。

其病为之奈何？

问内外证之详也。

然：假令得肝脉，其外证：善洁，面青，善怒；其内证：脐左有动气，按之牢若痛；其病：四肢满，癃闭，溲便难，转筋。有是者肝也，无是者非也。

得肝脉，诊得弦脉也。肝与胆合，为清净之府，故善洁。肝为将军之官，故善怒。善，犹喜好也。面青，肝之色也。此外证之色脉。善，好也。脐左，肝之部也。按之牢者，若谓其动气，按之坚牢而不移，或痛也。冯氏曰：肝气膹郁，则四肢满闭，《传》曰“风淫末疾”是也。厥阴脉循阴器，肝病故溲便难。转筋者，肝主筋也。此内证之部属及所主病也。

假令得心脉，其外证：面赤，口干，喜笑；其内证：脐上有动气，按之牢若痛；其病：烦心，心痛，掌中热而啘。有是者心也，无是者非也。

掌中，手心主脉所过之处。盖真心不受邪，受邪者，手心主尔。啘，干呕也。心病则火盛，故啘。经曰：诸逆冲上，皆属于火；诸呕吐酸，皆属于热。

假令得脾脉，其外证：面黄，善噫，善思，善味；其内证：当脐有动气，按之牢若痛；其病：腹胀满，食不消，体重节痛，怠堕嗜卧，四肢不收。有是者脾也，无是者非也。

《灵枢·口问篇》曰：噫者，寒气客于胃，厥逆从下上散，复出于胃，故为噫。经曰：脾主四肢。

假令得肺脉，其外证：面白，善嚏，悲愁不乐，欲哭；其内证：脐右有动气，按之牢若痛；其病：喘咳，洒淅寒热。有是者肺也，无是者非也。

岐伯曰：阳气和利，满于心，出于鼻，故为嚏。洒淅寒热，肺主皮毛也。

假令得肾脉，其外证：面黑，善恐欠；其内证：脐下有动气，按之牢若痛；其病：逆气，小腹急痛，泄如下重，足胫寒而逆。有是者肾也，无是者非也。

肾气不足则为恐，阴阳相引则为欠。泄而下重，少阴泄也。“如”读为“而”。

十七难曰：经言“病或有死，或有不治自愈，或连年月不已”，其死生存亡，可切脉而知之耶？然：可尽知也。

此篇所问者三，答云“可尽知也”，而止答病之死证，余无所见，当有阙漏。

诊病若闭目不欲见人者，脉当得肝脉强急而长，而反得肺脉浮短而涩者，死也。

肝开窍于目，闭目不欲见人，肝病也。肝病见肺脉，金克木也。

病若开目而渴，心下牢者，脉当得紧实而数，而反得沉涩而微者，死也。

病实而脉虚也。

病若吐血，复鼽衄血者，脉当沉细，而反浮大而牢者，死也。

脱血脉实，相反也。

病若谵言妄语，身当有热，脉当洪大，而手足厥逆，脉沉细而微者，死也。

阳病见阴脉，相反也。

病若大腹而泄者，脉当微细而涩，反紧大而滑者，死也。

泄而脉大，相反也。大腹，腹胀也。

十八难曰：脉有三部，部有四经，手有太阴、阳明，足有太阳、少阴，为上下部，何谓也？

此篇立问之意，谓人十二经脉凡有三部，每部之中有四经，今手有太阴、阳明，足有太阳、少阴，为上下部，何也？盖三部者，以寸关尺分上中下也；四经者，寸关尺两两相比，则每部各有四经矣。手之太阴、阳明，足之太阳、少阴，为上下部者，肺居右寸，肾居左尺，循环相资，肺高肾下，母子之相望也。经云“藏真高于肺，藏真下于肾”是也。

然：手太阴、阳明，金也；足少阴、太阳，水也。金生水，水流下行而不能上，故在下部也。足厥阴、少阳，木也，生手太阳、少阴火，火炎上行而不能下，故为上部。手心主、少阳，火，生足太阴、阳明土，土主中宫，故在中部也。此皆五行子母更相生养者也。

手太阴、阳明金，下生足太阳、少阴水，水性下，故居下部。足少阴、太阳水，生足厥阴、少阳木，木生手少阴、太阳火，及手心主火，火炎上行，是为上部。火生足太阴、阳明土，土居中部，复生肺金。此五行子母更相生养者也。此盖因手太阴、阳明，足太阳、少阴，为上下部道，推广五行相生之义。越人亦以五藏生成之后，因其部分之高下而推言之，非谓未生之前必待如是而后生成也。而又演为三部之说，即四难所谓“心肺俱浮，肝肾俱沉，脾者中州”之意。但彼直以藏言，此以经言，而藏府兼之。以上问答明经，此下二节，俱不相蒙，疑他经错简。

脉有三部九候，各何主之？然：三部者，寸关尺也；九候者，浮中沉也。上部法天，主胸以上至头之有疾也；中部法人，主膈以下至脐之有疾也；下部法地，主脐以下至足之有疾也。审而刺之者也。

谢氏曰：此一节，当是十六难中答辞，错简在此，而剩出“脉有三部九候，各何主之”十字。

“审而刺之”，纪氏云：欲诊脉动而中病，不可不审，故曰审而刺之。刺者，言其动而中也。陈万年传曰“刺候，谓中其候”，与此义同。或曰“刺，针刺也”，谓审其部而针刺之。

人病有沉滞久积聚，可切脉而知之耶？

此下问答，亦未详所属。或曰：当是十七难中“或连年月不已”答辞。

然：诊在右胁有积气，得肺脉结，脉结甚则积甚，结微则气微。

结为积聚之脉，肺脉见结，知右胁有积气。右胁，肺部也。积气有微甚，脉从而应之。

诊不得肺脉，而右胁有积气者，何也？然：肺脉虽不见，右手当沉伏。

肺脉虽不见结，右手脉当见沉伏。沉伏亦积聚脉，右手所以候里也。

其外痼疾同法耶？将异也？

此承上文，复问外之痼疾与内之积聚，法将同异。

然：结者，脉来去时一止，无常数，名曰结也。伏者，脉行筋下也；浮者，脉在肉上行也。左右表里，法皆如此。

结为积聚，伏脉行筋下主里，浮脉行肉上主表，所以异也。前举右胁为例，故此云左右同法。

假令脉结伏者，内无积聚；脉浮结者，外无痼疾。有积聚，脉不结伏；有痼疾，脉不浮结。为脉不应病，病不应脉，是为病死也。

有是脉，无是病；有是病，无是脉。脉病不相应，故为死病也。

十九难曰：经言"脉有逆顺，男女有恒而反"者，何谓也？

恒，胡登反，常也。脉有逆顺，据男女相比而言也。男脉在关上，女脉在关下；男子尺脉恒弱，女子尺脉恒盛，此男女之别也。逆顺云者，男之顺，女之逆也；女之顺，男不同也。虽然，在男女则各有常矣。反，谓反其常也。

然：男子生于寅，寅为木，阳也；女子生于申，申为金，阴也。故男脉在关上，女脉在关下。是以男子尺脉恒弱，女子尺脉恒盛，是其常也。

此推本生物之初，而言男女阴阳也。

纪氏曰：生物之初，其本原皆始于子。子者，万物之所以始也。自子推之，男左旋三十而至于巳，女右旋二十而至于巳，是男女婚嫁之数也。自巳而怀娠，男左旋十月而生于寅，寅为木，阳也；女右旋十月而生于申，申为金，阴也。

谢氏曰：寅为木，木生火；又，火生在寅，而性炎上，故男脉在关上。申为金，金生水；又，水生于申，而性流下，故女脉在关下。愚谓阳之体轻清而升，天道也，故男脉在关上；阴之体重浊而降，地道也，故女脉在关下。此男女之常也。

反者，男得女脉，女得男脉也。

男女异常，是之谓反。

其为病何如？

问反之为病也。

然：男得女脉为不足，病在内。左得之，病在左；右得之，病在右，随脉言之也。女得男脉为太过，病在四肢。左得之，病在左；右得之，病在右，随脉言之。此之谓也。

其反常，故太过、不及，在内、在外之病见焉。

二十难曰：经言“脉有伏匿”，伏匿于何藏而言伏匿耶？然：谓阴阳更相乘，更相伏也。脉居阴部而反阳脉见者，为阳乘阴也，脉虽时沉涩而短，此谓阳中伏阴也；脉居阳部而反阴脉见者，为阴乘阳也，脉虽时浮滑而长，此谓阴中伏阳也。

居，犹在也，当也。阴部尺，阳部寸也。乘，犹乘车之乘，出于其上也。伏，犹伏兵之伏，隐于其中也。匿，藏也。

丁氏曰：此非特言“寸为阳，尺为阴”，以上下言，则肌肉之上为阳部，肌肉之下为阴部，亦通。

重阳者狂，重阴者癫。脱阳者见鬼，脱阴者目盲。

此五十九难之文，错简在此。

二十一难曰：经言“人形病，脉不病，曰生；脉病，形不病，曰死”，何谓也？然：人形病，脉不病，非有不病者也，谓息数不应脉数也。此大法。

周仲立曰：形体之中觉见憔悴，精神昏愦，食不忺美，而脉得四时之从，无过、不及之偏，是人病，脉不病也。形体安和，而脉息乍大乍小，或至或损，弦紧浮滑沉涩不一，残贼冲和之气，是皆脉息不与形相应，乃脉病，人不病也。仲景云：人病，脉不病，名曰内虚，以无谷气，神虽困，无苦；脉病，人不病，名曰行尸，以无王气，卒眩仆，不识人，短命则死。

谢氏曰：按本经答文，词意不属，似有脱误。

二十二难曰：经言“脉有是动，有所生病”，一脉变为二病者，何也？然：经言是动者，气也；所生病者，血也。邪在气，气为是动；邪在血，血为所生病。气主呴之，血主濡之。气留而不行者，为气先病也；血壅而不濡者，为血后病也。故先为是动，后所生也。

呴，香句反。濡，平声。呴，煦也。气主呴之，谓气煦嘘往来，熏蒸于皮肤分肉也。血主濡之，谓血濡润筋骨，滑利关节，荣养藏府也。此

"脉"字，非尺寸之脉，乃十二经隧之脉也。此谓十二经隧之脉，每脉中辄有二病者，盖以有在气、在血之分也。邪在气，气为是而动；邪在血，血为所生病。气留而不行为气病，血壅而不濡为血病。故先为是动，后所生病也。先后云者，抑气在外，血在内，外先受邪，则内亦从之而病欤？然邪亦有只在气，亦有径在血者，又不可以先后拘也。经见《灵枢》第十篇。

二十三难曰：手足三阴三阳，脉之度数，可晓以不？然：手三阳之脉，从手至头，长五尺，五六合三丈。手三阴之脉，从手至胸中，长三尺五寸，三六一丈八尺，五六三尺，合二丈一尺。足三阳之脉，从足至头，长八尺，六八四丈八尺。足三阴之脉，从足至胸，长六尺五寸，六六三丈六尺，五六三尺，合三丈九尺。人两足跷脉，从足至目，长七尺五寸，二七一丈四尺，二五一尺，合一丈五尺。督脉、任脉各长四尺五寸，二四八尺，二五一尺，合九尺。凡脉长一十六丈二尺。此所谓十二经脉长短之数也。

此《灵枢》廿七篇全文。三阴三阳，《灵枢》皆作六阴六阳，义尤明白。按经脉之流注，则手之三阳，从手走至头；手之三阴，从腹走至手；足之三阳，从头下走至足；足之三阴，从足上走入腹。此举经脉之度数，故皆自手足。言人两足跷脉，指阴跷也。阴跷脉起于跟中，自然骨之后，上内踝之上，直上，循阴股，入阴器，循腹，上胸里，行缺盆，出人迎之前，入烦内廉，属目内眦，合太阳脉，为足少阴之别络也。足三阳之脉，从足至头，长八尺。《考工记》亦云"人身长八尺"，盖以同身尺寸言之。

经脉十二，络脉十五，何始何穷也？然：经脉者，行血气，通阴阳，以荣于身者也。其始从中焦，注手太阴、阳明，阳明注足阳明、太阴，太阴注手少阴、太阳，太阳注足太阳、少阴，少阴注手心主、少阳，少阳注足少阳、厥阴，厥阴复还注手太阴。别络十五，皆因其原，如环无端，转相灌溉，朝于寸口、人迎，以处百病，而决死生也。

因者，随也。原者，始也。朝，犹朝会之朝。以，用也。因上文经脉之尺度，而推言经络之行度也。直行者谓之经，旁出者谓之络。十二经有十二络，兼阳络、阴络、脾之大络，为十五络也。谢氏曰：始从中焦者，盖谓饮食入口，藏于胃，其精微之化，注手太阴、阳明，以次相传，至足厥阴，厥阴复还注手太阴也。络脉十五，皆随十二经脉之所始，转相灌溉，如环之无端，朝于寸口、人迎，以之处百病而决死生也。寸口、人迎，古法以挟喉两旁动脉为人迎，至晋王叔和直以左手关前一分为人迎，右手关前一分为气口，后世宗之。愚谓昔人所以取人迎、气口者，盖人迎为足阳明胃经，受谷气而养五藏者也；气口为手太阴肺经，朝百脉而平权衡者也。

经云“明知终始，阴阳定矣”，何谓也？然：终始者，脉之纪也。寸口、人迎，阴阳之气，通于朝使，如环无端，故曰始也。终者，三阴三阳之脉绝，绝则死，死各有形，故曰终也。

谢氏曰：《灵枢经》第九篇曰：凡刺之道，毕于终始，明知终始，五藏为纪，阴阳定矣。又曰：不病者，脉口、人迎应四时也；少气者，脉口、人迎俱少，而不称尺寸也。此一节，因上文“寸口、人迎，处百病，决死生”而推言之，谓欲晓知终始，于阴阳为能定之。盖以阳经取决于人迎，阴经取决于气口也。朝使者，朝谓气血如水潮，应时而灌溉；使谓阴阳相为用也。始，如生物之始；终，如生物之穷。欲知生死，脉以候之。阴阳之气，通于朝使，如环无端，则不病；一或不相朝使，则病矣，况三阴三阳之脉绝乎？绝，必死矣。其死之形状，具如下篇，尤宜参看。

二十四难曰：手足三阴三阳气已绝，何以为候？可知其吉凶不？然：足少阴气绝，即骨枯。少阴者，冬脉也，伏行而温于骨髓。故骨髓不温，即肉不着骨，骨肉不相亲，即肉濡而却，肉濡而却，故齿长而枯，发无润泽。无润泽者，骨先死。戊日笃，己日死。

此下六节，与《灵枢》第十篇文皆大同小异。“濡”读为“软”。肾，其华在发，其充在骨。肾绝，则不能充于骨，荣于发。肉濡而却，谓骨肉不相着，而肉濡缩也。戊己，土也。土胜水，故以其所胜之日笃而死矣。

足太阴气绝，则脉不营其口唇。口唇者，肌肉之本也。脉不营则肌肉不滑泽，肌肉不滑泽则肉满，肉满则唇反。唇反则肉先死。甲日笃，乙日死。

脾，其华在唇四白，其充在肌。脾绝，则肉满唇反也。肉满，谓肌肉不滑泽，而紧急䐜膹也。

足厥阴气绝，即筋缩引卵与舌卷。厥阴者，肝脉也。肝者，筋之合也。筋者，聚于阴器而络于舌本。故脉不营则筋缩急，筋缩急即引卵与舌，故舌卷卵缩。此筋先死。庚日笃，辛日死。

肝者，脉之合，其华在爪，其充在筋。筋者，聚于阴器而络于舌本，肝绝则筋缩引卵与舌也。王充《论衡》云：甲乙病者，生死之期，常之庚辛。

手太阴气绝，即皮毛焦。太阴者，肺也，行气温于皮毛者也。气弗营则皮毛焦，皮毛焦则津液去，津液去即皮节伤，皮节伤则皮枯毛折。毛折者，则毛先死。丙日笃，丁日死。

肺者，气之本，其华在毛，其充在皮。肺绝，则皮毛焦而津液去，皮节伤，以诸液皆会于节也。

手少阴气绝，则脉不通，脉不通则血不流，血不流则色泽去。故面色黑如黧，此血先死。壬日笃，癸日死。

心之合，脉也，其荣色也，其华在面，其充在血脉。心绝则脉不通，血不流，色泽去也。

三阴气俱绝者，则目眩转、目瞑。目瞑者为失志，失志者则志先死，死即目瞑也。

三阴，通手足经而言也。《灵枢》十篇作“五阴气俱绝”，则以手厥阴与手少阴同心经也。目眩转、目瞑者，即所谓脱阴者目盲，此又其甚者也，故云：目瞑者失志，而志先死也。

四明陈氏曰：五藏阴气俱绝，则其志丧于内，故精气不注于目，不见人而死。

六阳气俱绝者，则阴与阳相离。阴阳相离，则腠理泄，绝汗乃出，大如贯珠，转出不流，即气先死。旦占夕死，夕占旦死。

汗出而不流者，阳绝故也。

陈氏曰：六府阳气俱绝，则气败于外，故津液脱而死。

二十五难曰：有十二经，五藏六府十一耳，其一经者，何等经也？然：一经者，手少阴与心主别脉也。心主与三焦为表里，俱有名而无形，故言经有十二也。

此篇问答，谓五藏六府配手足之阴阳，但十一经耳；其一经者，则以手少阴与心主各别为一脉，心主与三焦为表里，俱有名而无形，以此一经并五藏六府，共十二经也。

谢氏曰：《难经》言手少阴心主与三焦者，凡八篇。三十一难分豁三焦经脉，所始所终。三十六难言肾之有两，左曰肾，右曰命门，初不以左右肾分两手尺脉。三十八难言三焦者，原气之别，主持诸气，复申言其有名无形。三十九难言命门者，精神之所舍，男子藏精，女子系胞，其气与肾通；又云六府正有五藏，三焦亦是一府。八难、六十二、六十六三篇，言肾间动气者，人之生命，十二经之根本也，其名曰原，三焦则原气之别使也。通此篇参互观之，可见三焦列为六府之义，唯其有名无形，故得与手心主合。心主为手厥阴，其经始于起胸中，终于循小指次指，出其端。若手少阴则始于心中，终于循小指之内，出其端。此手少阴与心主各别为一脉也。

或问：手厥阴经曰心主，又曰心包络，何也？曰：君火以名，相火以位，手厥阴代君火行事，以用而言，故曰手心主；以体而言，则曰心包络。一经而二名，实相火也。

虞庶云：诸家言命门为相火，与三焦相表里。按《难经》止言手心主与三焦为表里，无命门三焦表里之说。夫左寸火，右寸金；左关木，右关土；左尺水，右尺火。职之部位，其义灼然。

吁呼！如虞氏此说，则手心主与三焦相为表里，而摄行君火明矣。三十六难谓命门其气与肾通，则亦不离乎肾也，其习坎之谓欤？手心主为火之闰位，命门则水之同气欤？命门不得为相火，三焦不与命门配，亦明矣。虞氏之说，良有旨哉！诸家所以纷纷不决者，盖有惑于《金匮真言篇》王注引《正理论》谓“三焦者，有名无形，上合手心主，下合右肾”，遂有命门三焦表里之说。夫人之藏府，一阴一阳，自有定耦，岂有一经两配之理哉？夫所谓上合手心主者，正言其为表里；下合右肾者，则以三焦为原气之别使而言之尔。知此，则知命门与肾通，三焦无两配；而诸家之言，可不辨而自明矣。若夫诊脉部位，则手厥阴相火居右尺之分，而三焦同之；命门既与肾通，只当居左尺。而谢氏据《脉经》谓：手厥阴与手少阴心脉同部，三焦脉上见寸口，中见于关，下焦与肾同也。前既云初不以左右肾分两手尺脉矣，今如《脉经》所云，则右尺当何所候耶？

二十六难曰：经有十二，络有十五，余三络者，是何等络也？然：有阳络，有阴络，有脾之大络。阳络者，阳跷之络也；阴络者，阴跷之络也。故络有十五焉。

直行者谓之经，旁出者谓之络。经犹江汉之正流，络则沱潜之支派。每经皆有络，十二经有十二络，如手太阴属肺络大肠、手阳明属大肠络肺之类。今云络有十五者，以其有阳跷之络、阴跷之络及脾之大络也。阳跷、阴跷，见二十八难。谓之络者，盖奇经既不拘于十二经，直谓之络，亦可也。脾之大络，名曰大包，出渊腋三寸，布胸胁，其动应衣，宗气也。

四明陈氏曰：阳跷之络，统诸阳络；阴跷之络，统诸阴络；脾之大络，又总统阴阳诸络，由脾之能溉养五藏也。

二十七难曰：脉有奇经八脉者，不拘于十二经，何也？然：有阳维，有阴维，有阳跷，有阴跷，有冲，有督，有任，有带之脉，凡此八脉者，皆不拘于经，故曰奇经八脉也。

脉有奇常。十二经者，常脉也；奇经八脉，则不拘于十二经，故曰奇经。奇，对正而言，犹兵家之云奇正也。

虞氏曰：奇者，"奇零"之"奇"，不偶之义。谓此八脉，不系正经阴阳，无表里配合，别道奇行，故曰奇经也。此八脉者，督脉督于后，任脉任于前，冲脉为诸阳之海，阴阳维则维络于身，带脉束之如带，阳跷得之太阳之别，阴跷本诸少阴之别云。

经有十二，络有十五，凡二十七。气相随上下，何独不拘于经也？然：圣人图设沟渠，通利水道，以备不然。天雨降下，沟渠溢满，当此之时，滂沛妄作，圣人不能复图也。此络脉满溢，诸经不能复拘也。

经络之行，有常度矣；奇经八脉，则不能相从也。故以圣人图设沟渠为譬，以见脉络满溢，诸经不能复拘，而为此奇经也。然则奇经盖络脉之满溢而为之者欤？或曰："此络脉"三字，越人正指奇经而言也。既不拘于经，直谓之络脉，亦可也。

此篇两节，举八脉之名，及所以为奇经之义。

二十八难曰：其奇经八脉者，既不拘于十二经，皆何起何继也？然：督脉者，起于下极之俞，并于脊里，上至风府，入属于脑。任脉者，起于中极之下，以上毛际，循腹里，上关元，至咽喉。冲脉者，起于气冲，并足阳明之经，夹脐上行，至胸中而散也。带脉者，起于季胁，回身一周。阳跷脉者，起于跟中，循外踝上行，入风池。阴跷脉者，亦起于跟中，循内踝上行，至咽喉，交贯冲脉。阳维、阴维者，维络于身，溢蓄不能环流灌溉诸经者也。故阳维起于诸阳会也，阴维起于诸阴交也。比于圣人图设

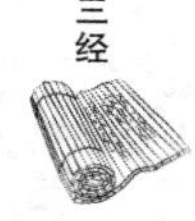

沟渠，沟渠满溢，流于深湖，故圣人不能拘通也。而人脉隆盛，入于八脉而不环周，故十二经亦不能拘之。其受邪气，蓄则肿热，砭射之也。

继，《脉经》作“系”。“督”之为言“都”也，为阳脉之海，所以都纲乎阳脉也。其脉起下极之俞，由会阴，历长强，循脊中行，至大椎穴，与手足三阳脉之交会；上至哑门，与阳维会；至百会，与太阳交会；下至鼻柱人中，与阳明交会。任脉起于中极之下曲骨穴。任者，妊也，为人生养之本。冲脉起于气冲穴，至胸中而散，为阴脉之海。《内经》作“并足少阴之经”。按：冲脉行乎幽门、通谷而上，皆少阴也，当从《内经》。此督、任、冲三脉，皆起于会阴，盖一源而分三歧也。带脉起季胁下一寸八分，回身一周，犹束带然。阳跷脉起于足跟中申脉穴，循外踝而行。阴跷脉亦于跟中照海穴，循内踝而行。跷者，捷也，以二脉皆起于足，故取跷捷超越之义。阳维、阴维，维络于身，为阴阳之纲维也。阳维所发，别于金门，以阳交为郄，与手足太阳及跷脉会于臑俞，与手足少阳会于天髎，及会肩井，与足少阳会于阳白，上本神、临泣、正营、脑空，下至风池，与督脉会于风府、哑门，此阳维之起于诸阳之会也。阴维之郄曰筑宾，与足太阴会于腹哀、大横，又与足太阴、厥阴会于府舍、期门，又与任脉会于天突、廉泉，此阴维起于诸阴之交也。

“溢蓄不能环流灌溉诸经者也”十二字，当在十二经“亦不能拘之”之下，则于此无所间，而于彼得相从矣。“其受邪气蓄”云云十二字，谢氏则以为于本文上下当有缺文，然《脉经》无此，疑衍文也。或云当在三十七难关格“不得尽其命而死矣”之下，因邪在六府而言也。

二十九难曰：奇经之为病，何如？然：阳维维于阳，阴维维于阴，阴阳不能自相维，则怅然失志，溶溶不能自收持。阳维为病苦寒热，阴维为病苦心痛。阴跷为病，阳缓而阴急；阳跷为病，阴缓而阳急。冲之为病，逆气而里急。督之为病，脊强而厥。任之为病，其内苦结，男子为七疝，女子为瘕聚。带之为病，腹满，腰溶溶若坐水中。此奇经八脉之为病也。

此言奇经之病也。阴不能维于阴，则怅然失志；阳不能维于阳，则溶溶不能自收持。阳维行诸阳而主卫，卫为气，气居表，故苦寒热。阴维行诸阴而主荣，荣为血，血属心，故苦心痛。两跷脉，病在阳则阳结急，在阴则阴结急。受病者急，不病者自和缓也。冲脉从关元至咽喉，故逆气里急。督脉行背，故脊强而厥。任脉起胞门行腹，故病苦内结，男为七疝，女为瘕聚也。带脉回身一周，故病状如是溶溶无力貌。此各以其经脉所过而言之。自二十七难至此，义实相因，最宜通玩。

三十难曰：荣气之行，常与卫气相随不？然：经言人受气于谷，谷入于胃，乃传于五藏六府，五藏六府皆受于气，其清者为荣，浊者为卫，荣行脉中，卫行脉外，营周不息，五十而复大会，阴阳相贯，如环之无端，故知荣卫相随也。

此篇与《灵枢》第十八篇岐伯之言同，但“谷入于胃，乃传于五藏六府，五藏六府皆受于气”，《灵枢》作“谷入于胃，以传与肺，五藏六府皆以受气”，为少殊尔。“皆受于气”之“气”，指水谷之气而言。五十而复大会，说见一难中。

四明陈氏曰：荣，阴也，其行本迟；卫，阳也，其行本速。然而清者滑利，浊者慓悍，皆非涩滞之体。故凡卫行于外，荣即从行于中，是知其行常得相随，共周其度。

濬南王氏曰：清者，体之上也，阳也，火也。离中之一阴降，故午后一阴生，即心之生血也。故曰清气为荣，天之清不降，天之浊能降，为六阴驱而使之下也。云清气者，总离之体言之。浊者，体之下也，阴也，水也。坎中之一阳升，故子后一阳生，即肾之生气也。故曰浊气为卫，地之浊不升，地之清能升，为六阳举而使之上也。云浊气者，总坎之体言之。经云“地气上为云，天气下为雨，雨出地气，云出天气”，此之谓也。

愚谓：以用而言，则清气为荣者，浊中之清者也；浊气为卫者，清中之浊者也。以体而言，则清之用不离乎浊之体，浊之用不离乎清之体。故谓“清气为荣，浊气为卫”亦可也，谓“荣浊，卫清”亦可也。纪氏亦云：《素问》曰：荣者，水谷之精气则清；卫者，水谷之悍气则浊。精气入于脉中则浊，悍气行于脉外则清。

或问：三十二难云“血为荣，气为卫”，此则荣卫皆以气言者，何也？曰：经云“荣者水谷之精气，卫者水谷之悍气”，又云“清气为荣，浊气为卫”，盖统而言之，则荣卫皆水谷之气所为，故悉以气言可也；析而言之，则荣为血，而卫为气，固自有分矣。是故荣行脉中，卫行脉外，犹水泽之于川浍，风云之于太虚也。

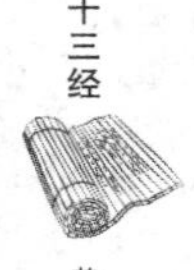

难经本义·卷下

三十一难曰：三焦者，何禀何生？何始何终？其治常在何许？可晓以不？然：三焦者，水谷之道路，气之所终始也。上焦者，在心下，下膈，在胃上口，主内而不出，其治在膻中。（玉堂下一寸六分，直两乳间陷者是）中焦者，在胃中脘，不上不下，主腐熟水谷，其治在脐旁。下焦者，当膀胱上口，主分别清浊，主出而不内，以传道也，其治在脐下一寸。故名曰三焦，其府在气街。

人身之府藏，有形有状，有禀有生。如肝禀气于木，生于水；心禀气于火，生于木之类，莫不皆然。唯三焦既无形状，而所禀所生则元气与胃气而已，故云：水谷之道路，气之所终始也。上焦，其治在膻中；中焦，其治在脐傍，天枢穴；下焦，其治在脐下一寸，阴交穴。

治，犹司也，犹"郡县治"之"治"，谓三焦处所也。或云"治"作平声读，谓三焦有病，当各治其处，盖刺法也。三焦，相火也。火能腐熟万物，"焦"从"火"，亦腐物之气，命名取义，或有在于此欤？《灵枢》第十八篇曰：上焦出于胃上口，并咽以上，贯膈而布胸中，走腋，循太阴之分而行，还至阳明，上至舌下。足阳明常与营卫俱行于阳二十五度，行于阴亦二十五度，一周也，故五十度而复大会于手太阴矣。中焦亦傍胃口，出上焦之后，此所受气者，泌糟粕，蒸津液，化其精微，上注于肺脉，乃化而为血，以养生身，莫贵于此，故独得行于经隧，命曰营气。下焦者，别回肠，注于膀胱而渗入焉。故水谷者，常并居于胃中，成糟粕而俱下于大小肠，而成下焦，渗而俱下，济泌别汁，循下焦而渗入膀胱焉。

谢氏曰：详《灵枢》本文，则三焦有名无形，尤可见矣。

古益袁氏曰：所谓三焦者，于膈膜脂膏之内，五藏五府之隙，水谷流化之关，其气融会于其间，熏蒸膈膜，发达皮肤分肉，运行四旁。曰上、中、下，各随所属部分而名之，实元气之别使也。是故虽无其形，倚内外之形而得名；虽无其实，合内外之实而为位者也。

愚按："其府在气街"一句，疑错简或衍。三焦自属诸府，其经为手少阳与手心主配，且各有治所，不应又有府也。

三十二难曰：五藏俱等，而心肺独在鬲上者，何也？然：心者血，肺者气，血为荣，气为卫，相随上下，谓之荣卫，通行经络，营周于外，故令心肺在鬲上也。

心荣肺卫，通行经络，营周于外，犹天道之运于上也。鬲者，膈也，凡人心下有鬲膜，与脊胁周回相著，所以遮隔浊气，不使上熏于心肺也。

四明陈氏曰：此特言其位之高下耳。若以五藏德化论之，则尤有说焉。心肺既能以血气生育人身，则此身之父母也，以父母之尊，亦自然居于上矣。《内经》曰"鬲肓之上，中有父母"，此之谓也。

三十三难曰：肝青象木，肺白象金。肝得水而沉，木得水而浮；肺得水而浮，金得水而沉，其意何也？然：肝者，非为纯木也，乙角也，庚之柔。大言阴与阳，小言夫与妇。释其微阳，而吸其微阴之气，其意乐金，又行阴道多，故令肝得水而沉也。肺者，非为纯金也，辛商也，丙之柔。大言阴与阳，小言夫与妇。释其微阴，婚而就火，其意乐火，又行阳道多，故令肺得水而浮也。肺熟而复沉，肝熟而复浮者，何也？故知辛当归庚，乙当归甲也。

四明陈氏曰：肝属甲乙木，应角音而重浊。析而言之，则甲为木之阳，乙为木之阴；合而言之，则皆阳也。以其属少阳而位于人身之阴分，故为阴中之阳。夫阳者必合阴，甲乙之阴阳，本自为配合，而乙与庚通，刚柔之道，乙乃合甲之微阳，而反乐金，故吸受庚金微阴之气，为之夫妇。木之性本浮，以其受金之气而居阴道，故得水而沉也；及熟之，则所受金之气去，乙复归之甲，而木之本体自然还浮也。肺属庚辛金，应商音而轻清。析而言之，则庚为金之阳，辛为金之阴；合而言之，则皆阴也。以其属太阴而位于人身之阳分，故为阳中之阴。夫阴者必合阳，庚辛之阴阳，本自为配合，而辛与丙通，刚柔之道，辛乃合庚之微阴，而反乐夫火，故就丙火之阳，为之夫妇。金之性本沉，以其受火之气，炎上而居阳道，故得水而浮也；及熟之，则所受火之气乃去，辛复归之庚，而金之本体自然还沉也。

古益袁氏曰：肝为阴木，乙也；肺为阴金，辛也。角、商，各其音也。乙与庚合，丙与辛合，犹夫妇也。故皆暂舍其本性，而随夫之气习，以见阴阳相感之义焉。况肝位膈下，肺居膈上，上阳下阴，所行之道，性随而分，故木浮而反肖金之沉，金沉而反肖火之上行而浮也。凡物极则反，及其经制化变革，则归根复命焉，是以肝肺熟而各肖其木金之本性矣。

纪氏曰：肝为阴中之阳，阴性尚多，不随于木，故得水而沉也；肺为阳中之阴，阳性尚多，不随于金，故得水而浮也。此乃言其大者耳。若言其小，则乙庚、丙辛，夫妇之道也；及其熟而沉浮反者，各归所属，见其本性故也。

周氏曰：肝蓄血，（血，阴也）多血少气，体凝中窒，虽有脉络内经，非玲珑空虚之比，故得水而沉也；及其熟也，濡而润者转为干燥，凝而窒者变为通虚，宜其浮也。肺主气，（气，阳也）多气少血，体四垂而轻泛，孔窍玲珑，脉络旁达，故得水而浮也；熟则体皆揪敛，孔窍窒实，轻舒者变而紧缩，宜其沉也。斯物理之当然，与五行造化默相符合耳。

谢氏曰：此因物之性而推其理也。

愚谓：肝为阳，阴中之阳也，阴性尚多，故曰微阳；其居在下，行阴道也。肺为阴，阳中之阴也，阳性尚多，故曰微阴；其居在上，行阳道也。熟则无所乐，而反其本矣。何也？物熟而相交之气散也。

三十四难曰：五藏各有声、色、臭、味，皆可晓知以不？然：《十变》言：肝色青，其臭臊，其味酸，其声呼，其液泣。心色赤，其臭焦，其味苦，其声言，其液汗。脾色黄，其臭香，其味甘，其声歌，其液涎。肺色白，其臭腥，其味辛，其声哭，其液涕。肾色黑，其臭腐，其味咸，其声呻，其液唾。是五藏声、色、臭、味也。

此五藏之用也。“声、色、臭、味”下欠“液”字。肝色青，臭臊，木化也；呼，出木也；味酸，曲直作酸也；液泣，通乎目也。心色赤，臭焦，火化也；言，扬火也；味苦，炎上作苦也；液汗，心主血，汗为血之属也。脾色黄，臭香，土化也；歌，缓土也；（一云：脾神好乐，故其声主歌）味甘，稼穑作甘也；液涎，通乎口也。肺色白，臭腥，金化也；哭，惨金也；味辛，从革作辛也；液涕，通乎鼻也。肾色黑，臭腐，水化也；呻，吟诵也，象水之声；味咸，润下作咸也；液唾，水之属也。

四明陈氏曰：肾位远，非呻之则气不得及于息，故声之呻者，自肾出也。然肺主声，肝主色，心主臭，脾主味，肾主液，五藏错综互相有之，故云十变也。

五藏有七神，各何所藏耶？然：藏者，人之神气所舍藏也。故肝藏魂，肺藏魄，心藏神，脾藏意与智，肾藏精与志也。

藏者，藏也，人之神气藏于内焉。魂者，神明之辅弼也，随神往来谓之魂。魄者，精气之匡佐也，并精而出入者谓之魄。神者，精气之化成也，两精相薄谓之神。脾主思，故藏意与智。肾者，作强之官，伎巧出焉，故藏精与志也。此因五藏之用而言五藏之神，是故五用著于外，七神蕴于内也。

三十五难曰：五藏各有所府皆相近，而心肺独去大肠、小肠远者，何也？然：经言心荣肺卫，通行阳气，故居在上；大肠、小肠传阴气而下，故居在下，所以相去而远也。

心荣肺卫，行阳气而居上；大肠、小肠传阴气而居下，不得不相远也。

又，诸府皆阳也，清净之处，今大肠、小肠、胃与膀胱皆受不净，其意何也？

又问：诸府既皆阳也，则当为清净之处，何故大肠、小肠、胃与膀胱皆受不净耶？

然：诸府者谓是，非也。经言"小肠者，受盛之府也；大肠者，传泻行道之府也；胆者，清净之府也；胃者，水谷之府也；膀胱者，津液之府也"，一府犹无两名，故知非也。小肠者，心之府；大肠者，肺之府；胆者，肝之府；胃者，脾之府；膀胱者，肾之府。

谓"诸府为清净之处"者，其说非也。今大肠、小肠、胃与膀胱，各有受任，则非阳之清净矣；各为五藏之府，固不得而两名也。盖诸府体为阳而用则阴，经所谓"浊阴归六府"是也。云"诸府皆阳，清净之处"，唯胆足以当之。

小肠谓赤肠，大肠谓白肠，胆者谓青肠，胃者谓黄肠，膀胱者谓黑肠，下焦之所治也。

此以五藏之色分别五府，而皆以肠名之也。"下焦所治"一句属膀胱，谓膀胱当下焦所治，主分别清浊也。

三十六难曰：藏各有一耳，肾独有两者，何也？然：肾两者，非皆肾也，其左者为肾，右者为命门。命门者，诸神精之所舍，原气之所系也，男子以藏精，女子以系胞。故知肾有一也。

肾之有两者，以左者为肾，右者为命门也。男子于此而藏精，受五藏六府之精而藏之也；女子于此而系胞，是得精而能施化，胞则受胎之所也。原气，谓脐下肾间动气，人之生命，十二经之根本也。此篇言“非皆肾也”，三十九难亦言“左为肾，右为命门”，而又云“其气与肾通”，是肾之两者，其实则一尔。故《项氏家说》引沙随程可久曰：北方常配二物，故惟坎加习，于物为龟为蛇，于方为朔为北，于大玄为罔为冥。《难经》曰“藏有一而肾独两”，此之谓也。

此通三十八、三十九难诸篇，前后参考，其义乃尽。

三十七难曰：五藏之气，于何发起，通于何许，可晓以不？然：五藏者，当上关于九窍也。故肺气通于鼻，鼻和则知香臭矣；肝气通于目，目和则知黑白矣；脾气通于口，口和则知谷味矣；心气通于舌，舌和则知五味矣；肾气通于耳，耳和则知五音矣。

谢氏曰：本篇问“五藏之气，于何发起，通于何许”，答文止言五藏通九窍之义，而不及五藏之发起，恐有缺文。

愚按：五藏发起，当如二十三难流注之说。“上关九窍”，《灵枢》作“七窍”者是，下同。

五藏不和，则九窍不通；六府不和，则留结为痈。

此二句，结上起下之辞。五藏，阴也，阴不和则病于内；六府，阳也，阳不和则病于外。

邪在六府，则阳脉不和，阳脉不和则气留之，气留之则阳脉盛矣。邪在五藏，则阴脉不和，阴脉不和则血留之，血留之则阴脉盛矣。阴气太盛，则阳气不得相营也，故曰格。阳气太盛，则阴气不得相营也，故曰关。阴阳俱盛，不得相营也，故曰关格。关格者，不得尽其命而死矣。

此与《灵枢》十七篇文大同小异。或云：二十八难“其受邪气，蓄则肿热，砭射之也”十二字当为此章之结语。盖阴阳之气太盛，而至于关格者，必死；若但受邪气，蓄则宜砭射之。“其”者，指物之辞，因上文

“六府不和”及“邪在六府”而言之也。

经言“气独行于五藏，不营于六府”者，何也？然：夫气之所行也，如水之流，不得息也。故阴脉营于五藏，阳脉营于六府，如环无端，莫知其纪，终而复始，其不覆溢，人气内温于藏府，外濡于腠理。

此因上章“营”字之意而推及之也，亦与《灵枢》十七篇文大同小异。所谓“气独行于五藏，不营于六府”者，非不营于六府也，谓在阴经则营于五藏，在阳经则营于六府。脉气周流，如环无端，则无关格、覆溢之患，而人之气内得以温于藏府，外得以濡于腠理矣。

四明陈氏曰：府有邪，则阳脉盛；藏有邪，则阴脉盛。阴脉盛者，阴气关于下；阳脉盛者，阳气格于上，然而未至于死；阴阳俱盛，则既关且格，格则吐而食不下，关则二阴闭，不得大小便而死矣。藏府气和而相营，阴不覆，阳不溢，又何关格之有？

三十八难曰：藏唯有五，府独有六者，何也？然：所以府有六者，谓三焦也，有原气之别焉，主持诸气，有名而无形，其经属手少阳，此外府也，故言府有六焉。

三焦主持诸气，谓原气别使者，以原气赖其导引，潜行默运于一身之中，无或间断也。外府，指其经为手少阳而言，盖三焦外有经而内无形，故云。详见六十六难。

三十九难曰：经言“府有五，藏有六”者，何也？然：六府者，正有五府也。五藏亦有六藏者，谓肾有两藏也，其左为肾，右为命门。命门者，精神之所舍也，男子以藏精，女子以系胞，其气与肾通。故言藏有六也。府有五者，何也？然：五藏各一府，三焦亦是一府，然不属于五藏，故言府有五焉。

前篇言“藏有五，府有六”，此言“府有五，藏有六”者，以肾之有两也。肾之两虽有左右命门之分，其气相通，实皆肾而已。府有五者，以三焦配合手心主也。合诸篇而观之，谓“五藏六府”可也，“五藏五府”亦可也，“六藏六府”亦可也。

四十难曰：经言“肝主色，心主臭，脾主味，肺主声，肾主液”，鼻者，肺之候，而反知香臭；耳者，肾之候，而反闻声，其意何也？然：肺

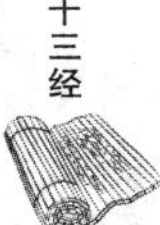

者，西方金也，金生于巳，巳者南方火，火者心，心主臭，故令鼻知香臭；肾者，北方水也，水生于申，申者西方金，金者肺，肺主声，故令耳闻声。

四明陈氏曰：臭者心所主，鼻者肺之窍，心之脉上肺，故令鼻能知香臭也。耳者肾之窍，声者肺所主，肾之脉上肺，故令耳能闻声也。

愚按：越人此说，盖以五行相生之理而言，且见其相因而为用也。

四十一难曰：肝独有两叶，以何应也？然：肝者，东方木也。木者春也，万物始生，其尚幼小，意无所亲，去太阴尚近，离太阳不远，犹有两心，故有两叶，亦应木叶也。

四明陈氏曰：五藏之相生，母子之道也。故肾为肝之母，属阴中之太阴；心为肝之子，属阳中之太阳。肝之位，切近乎肾，亦不远乎心也。

愚谓：肝有两叶，应东方之木。木者春也，万物始生，草木甲拆，两叶之义也。越人偶有见于此而立为论说，不必然，不必不然也。其曰太阴、太阳，固不必指藏气及月令而言，但隆冬为阴之极，首夏为阳之盛，谓之太阴、太阳，无不可也。凡读书，要须融活，不可滞泥，先儒所谓“以意逆志，是谓得之”，信矣！后篇谓“肝左三叶，右四叶”，此云“两叶”，总其大者尔。

四十二难曰：人肠胃长短，受水谷多少，各几何？然：胃，大一尺五寸，径五寸，长二尺六寸，横屈，受水谷三斗五升，其中常留谷二斗，水一斗五升。小肠，大二寸半，径八分分之少半，长三丈二尺，受谷二斗四升，水六升三合合之大半。回肠，大四寸，径一寸半，长二丈一尺，受谷一斗，水七升半。广肠，大八寸，径二寸半，长二尺八寸，受谷九升三合八分合之一。故肠胃凡长五丈八尺四寸，合受水谷八斗七升六合八分合之一。此肠胃长短，受水谷之数也。

回肠，即大肠。广肠，肛门之总称也。

肝，重二斤四两，左三叶，右四叶，凡七叶，主藏魂。心，重十二两，中有七孔三毛，盛精汁三合，主藏神。脾，重二斤三两，扁广三寸，长五寸，有散膏半斤，主裹血，温五藏，主藏意。肺，重三斤三两，六叶两耳，凡八叶，主藏魄。肾有两枚，重一斤一两，主藏志。胆在肝之短叶间，重三两三铢，盛精汁三合。胃，重二斤二两，纡曲屈伸，长二尺六寸，大一尺五寸，径五寸，盛谷二斗，水一斗五升。小肠，重二斤十四两，长三丈二尺，广二寸半，径八分分之少半，左回叠积十六曲，盛谷二斗四升，水六升三合合之大半。大肠，重二斤十二两，长二丈一尺，广四寸，径一寸，当脐右回十六曲，盛谷一斗，水七升半。膀胱，重九两二铢，纵广九寸，盛溺九升九合。口广二寸半，唇至齿长九分，齿以后至会厌深三寸半，大容五合。舌，重十两，长七寸，广二寸半。咽门，重十两，广二寸半，至胃长一尺六寸。喉咙，重十二两，广二寸，长一尺二寸，九节。肛门，重十二两，大八寸，径二寸大半，长二尺八寸，受谷九升三合八分合之一。

此篇之义，《灵枢》三十一、三十二篇皆有之。越人并为一篇，而后段增入五藏轻重、所盛所藏，虽觉前后重复，不害其为丁宁也。但其间受盛之数，各不相同，然非大义之所关，姑阙之，以俟知者。

四十三难曰：人不食饮，七日而死者，何也？然：人胃中当有留谷二斗，水一斗五升，故平人日再至圊，一行二升半，日中五升，七日五七三斗五升，而水谷尽矣。故平人不食饮七日而死者，水谷津液俱尽，即死矣。

此篇与《灵枢》三十篇文大同小异。平人胃满则肠虚，肠满则胃虚，更虚更满，故气得上下，五藏安定，血脉和则精神乃居。故神者，水谷之精气也。平人不食饮七日而死者，水谷津液皆尽也，故曰“水去则荣散，谷消则卫亡，荣散卫亡，神无所依”，此之谓也。

四十四难曰：七冲门何在？然：唇为飞门，齿为户门，会厌为吸门，胃为贲门，太仓下口为幽门，大肠、小肠会为阑门，下极为魄门，故曰七冲门也。

冲，“冲要”之“冲”。会厌，谓咽嗌会合也。厌，犹掩也，谓当咽物时合掩喉咙，不使食物误入以阻其气之嘘吸出入也。“贲”，与“奔”同，言物之所奔响也。太仓下口，胃之下口也，在脐上二寸，下脘之分。大肠、小肠会在脐上一寸水分穴。下极，肛门也，云“魄门”，亦取“幽阴”之义。

四十五难曰：经言八会者，何也？然：府会太仓，藏会季胁，筋会阳陵泉，髓会绝骨，血会膈俞，骨会大杼，脉会太渊，气会三焦外一筋直两乳内也。热病在内者，取其会之气穴也。

太仓，一名中脘，在脐上四寸，六府取禀于胃，故为府会。季胁，章门穴也，在大横外，直脐季肋端，为脾之募，五藏取禀于脾，故为藏会。足少阳之筋结于膝外廉阳陵泉也，在膝下一寸外廉陷中，又胆与肝为配，肝者筋之合，故为筋会。绝骨，一名阳辅，在足外踝上四寸，辅骨前，绝骨端，如前三分，诸髓皆属于骨，故为髓会。膈俞，在背第七椎下，去脊两旁各一寸半，足太阳脉气所发也，太阳多血，又血乃水之象，故为血会。大杼，在项后第一椎下，去脊两旁各一寸半。太渊，在掌后陷中动脉，即所谓寸口者，脉之大会也。气会三焦外一筋直两乳内，即膻中，为气海者也，在玉堂下一寸六分。热病在内者，各视其所属而取之会也。

谢氏曰："三焦"当作"上焦"。

四明陈氏曰：髓会绝骨，髓属于肾，肾主骨，于足少阳无所关。脑为髓海，脑有枕骨穴，则当会枕骨。"绝骨"，误也。血会膈俞，血者心所统，肝所藏，膈俞在七椎下两旁，上则心俞，下则肝俞，故为血会。骨会大杼，骨者髓所养，髓自脑下注于大杼，大杼渗入脊心，下贯尾骶，渗诸骨节，故骨之气皆会于此，亦通。

古益袁氏曰：人能健步，以髓会绝骨也。肩能任重，以骨会大杼也。

四十六难曰：老人卧而不寐，少壮寐而不寤者，何也？然：经言"少壮者，血气盛，肌肉滑，气道通，荣卫之行，不失于常，故昼日精，夜不寤也。老人血气衰，肌肉不滑，荣卫之道涩，故昼日不能精，夜不得寐也"，故知老人不得寐也。

老人之寤而不寐，少壮之寐而不寤，系乎荣卫血气之有余、不足也。与《灵枢》十八篇同。

四十七难曰：人面独能耐寒者，何也？然：人头者，诸阳之会也。诸阴脉皆至颈、胸中而还，独诸阳脉皆上至头耳，故令面耐寒也。

《灵枢》第四篇曰：首面与身形也，属骨连筋，同血合于气耳。天寒则裂地凌冰，其卒寒，或手足懈惰，然而其面不衣，何也？岐伯曰：十二经脉，三百六十五络，其血气皆上于面而走空窍，其精阳气上走于目而为睛，其别气走于耳而为听，其宗气上出于鼻而为臭，其浊气出于胃走唇口而为味，其气之津液皆上熏于面，而皮又厚，其肉坚，故大热甚，寒不能胜之也。

愚按：手之三阳，从手上走至头；足之三阳，从头下走至足；手之三阴，从腹走至手；足之三阴，从足走入腹。此所以诸阴脉皆至颈、胸中而还，独诸阳脉皆上至头耳也。

四十八难曰：人有三虚三实，何谓也？然：有脉之虚实，有病之虚实，有诊之虚实也。脉之虚实者，濡者为虚，紧牢者为实。病之虚实者，出者为虚，入者为实；言者为虚，不言者为实；缓者为虚，急者为实。诊之虚实者，濡者为虚，牢者为实；痒者为虚，痛者为实；外痛内快，为外实内虚；内痛外快，为内实外虚。故曰虚实也。

濡者为虚，紧牢者为实，此脉之虚实也。出者为虚，是五藏自病，由内而之外，东垣家所谓"内伤"是也；入者为实，是五邪所伤，由外而之内，东垣家所谓"外伤"是也。言者为虚，以五藏自病，不由外邪，故惺惺而不妨于言也；不言者为实，以人之邪气内郁，故昏乱而不言也。缓者为虚，缓，不急也，言内之出者徐徐而迟，非一朝一夕之病也；急者为实，言外邪所中风寒温热等病，死生在五六日之间也，此病之虚实也。诊，按也，候也。按其外而知之，非诊脉之诊也。

"濡者为虚，牢者为实"，《脉经》无此二句，谢氏以为衍文。杨氏谓：按之皮肉柔濡者为虚，牢强者为实，然则有亦无害。夫按病者之处所，知痛者为实，则知不痛而痒者非实矣。又知外痛内快，为邪盛之在外；内痛外快，为邪盛之在内矣。大抵邪气盛则实，精气夺则虚，此诊之虚实也。

四十九难曰：有正经自病，有五邪所伤，何以别之？然：忧愁思虑则伤心，形寒饮冷则伤肺，恚怒气逆上而不下则伤肝，饮食劳倦则伤脾，久坐湿地，强力入水则伤肾，是正经之自病也。

心主思虑，君主之官也，故忧愁思虑则伤心。肺主皮毛而在上，是为娇藏，故形寒饮冷则伤肺。肝主怒，怒则伤肝。脾主饮食及四肢，故饮食劳倦则伤脾。肾主骨而属水，故用力作强，坐湿入水则伤肾。凡此，盖忧思恚怒、饮食、动作之过而致然也。夫忧思恚怒、饮食、动作，人之所不能无者，发而中节，乌能无害？过则伤人，必矣。故善养生者，去泰去甚，适其中而已。昧者拘焉，乃欲一切拒绝之，岂理也哉？

此与《灵枢》第四篇文大同小异，但“伤脾”一节，作“若醉入房，汗出当风，则伤脾”不同尔。

谢氏曰：饮食、劳倦，自是二事。饮食得者，饥饱失时；劳倦者，劳形力而致倦怠也。此本经自病者，病由内作，非外邪之干，所谓内伤者也。或曰：坐湿入水，亦从外得之也，何谓正经自病？曰：此非天之六淫也。

何谓五邪？然：有中风，有伤暑，有饮食、劳倦，有伤寒，有中湿，此之谓五邪。

风，木也，喜伤肝。暑，火也，喜伤心。土爰稼穑，脾主四肢，故饮食、劳倦喜伤脾。寒，金气也，喜伤肺，《左氏传》“狐突云金寒”是也。湿，水也，喜伤肾，雾雨蒸气之类也。此五者，邪由外至，所谓外伤者也。

谢氏曰：脾胃正经之病，得之劳倦；五邪之伤，得之饮食。

假令心病，何以知中风得之？然：其色当赤。何以言之？肝主色，自入为青，入心为赤，入脾为黄，入肺为白，入肾为黑。肝为心邪，故知当赤色。其病身热，胁下满痛，其脉浮大而弦。

此以心经一部，设假令而发其例也。肝主色，肝为心邪，故色赤。身热，脉浮大，心也；胁痛脉弦，肝也。

何以知伤暑得之？然：当恶臭。何以言之？心主臭，自入为焦臭，入脾为香臭，入肝为臊臭，入肾为腐臭，入肺为腥臭。故知心病伤暑得之当恶臭。其病身热而烦，心痛，其脉浮大而散。

心主臭，心伤暑而自病，故恶臭，而证状、脉诊皆属乎心也。

何以知饮食劳倦得之？然：当喜苦味也。虚为不欲食，实为欲食。何以言之？脾主味，入肝为酸，入心为苦，入肺为辛，入肾为咸，自入为甘。故知脾邪入心，为喜苦味也。其病身热而体重嗜卧，四肢不收，其脉浮大而缓。

脾主味，脾为心邪，故喜苦味。身热，脉浮大，心也；体重嗜卧，四肢不收，脉缓，脾也。“虚为不欲食，实为欲食”二句，于上下文无所发，疑错简衍文也。

何以知伤寒得之？然：当谵言妄语。何以言之？肺主声，入肝为呼，入心为言，入脾为歌，入肾为呻，自入为哭。故知肺邪入心，为谵言妄语也。其病身热，洒洒恶寒，甚则喘咳，其脉浮大而涩。

肺主声，肺为心邪，故谵言妄语。身热，脉浮大，心也；恶寒，喘咳，脉涩，肺也。

何以知中湿得之？然：当喜汗出不可止。何以言之？肾主湿，入肝为泣，入心为汗，入脾为涎，入肺为涕，自入为唾。故知肾邪入心，为汗出不可止也。其病身热而小腹痛，足胫寒而逆，其脉沉濡而大。此五邪之法也。

肾主湿，湿化五液，肾为心邪，故汗出不可止。身热，脉大，心也；小腹痛，足胫寒，脉沉濡，肾也。凡阴阳府藏经络之气，虚实相等，正也；偏虚偏实，失其正也。失其正，则为邪矣。此篇，越人盖言阴阳藏府经络之偏虚偏实者也。由偏实也，故内邪得而生；由偏虚也，故外邪得而入。

五十难曰：病有虚邪，有实邪，有贼邪，有微邪，有正邪，何以别之？然：从后来者为虚邪，从前来者为实邪，从所不胜来者为贼邪，从所胜来者为微邪，自病者为正邪。

五行之道，生我者体，其气虚也，居吾之后而来为邪，故曰虚邪；我生者相，气方实也，居吾之前而来为邪，故曰实邪。正邪，则本经自病者也。

何以言之？假令心病，中风得之为虚邪，伤暑得之为正邪，饮食劳倦得之为实邪，伤寒得之为微邪，中湿得之为贼邪。

假心为例，以发明上文之义。中风为虚邪，从后而来，火前水后也。伤暑为正邪，火自病也。饮食劳倦为实邪，从前而来，土前火后也。伤寒为微邪，从所胜而来，火胜金也。中湿为贼邪，从所不胜而来，水克火也。与上篇互相发，宜通考之。

五十一难曰：病有欲得温者，有欲得寒者；有欲得见人者，有不欲得见人者，而各不同，病在何藏府也？然：病欲得寒，而欲见人者，病在府也；病欲得温，而不欲见人者，病在藏也。何以言之？府者阳也，阳病欲得寒，又欲见人；藏者阴也，阴病欲得温，又欲闭户独处，恶闻人声。故以别知藏府之病也。

纪氏曰：府为阳，阳病则热有余而寒不足，故饮食、衣服、居处皆欲就寒也；阳主动而应乎外，故欲得见人。藏为阴，阴病则寒有余而热不足，故饮食、衣服、居处皆欲就温也；阴主静而应乎内，故欲闭户独处而恶闻人声也。

五十二难曰：府藏发病，根本等不？然：不等也。其不等，奈何？然：藏病者，止而不移，其病不离其处；府病者，仿佛贲响，上下行流，居处无常。故以别知藏府根本不同也。

丁氏曰：藏为阴，阴主静，故止而不移；府为阳，阳主动，故上下流行，居处无常也。与五十五难文义互相发。

五十三难曰：经言"七传者死，间藏者生"，何谓也？然：七传者，传其所胜也；间藏者，传其子也。何以言之？假令心病传肺，肺传肝，肝传脾，脾传肾，肾传心，一藏不再伤，故言七传者死也。

纪氏云：心火传肺金，肺金传肝木，肝木传脾土，脾土传肾水，肾水传心火。心火受水之传，一也；肺金复受火之传，再也。自心而始，以次相传，至肺之再，是七传也。故七传死者，一藏不受再伤也。

间藏者，传其所生也。假令心病传脾，脾传肺，肺传肾，肾传肝，肝传心，是子母相传，竟而复始，如环无端，故曰生也。

吕氏曰：间藏者，间其所胜之藏而相传也。心胜肺，脾间之；脾胜肾，肺间之；肺胜肝，肾间之；肾胜心，肝间之；肝胜脾，心间之。此谓传其所生也。

按：《素问·标本病传论》曰：谨察间甚，以意调之，间者并行，甚者独行。盖并者，并也，相并而传，传其所间，如吕氏之说是也；独者，特也，特传其所胜，如纪氏之说是也。越人之义，盖本诸此，详见本篇及《灵枢》四十二篇。但二经之义，则以五藏与胃、膀胱七者相传发其例，而其篇题皆以病传为名。今越人则以七传、间藏之目推明二经，假心为例，以见病之相传。若传所胜，至一藏再伤则死；若间其所胜，是子母相传，则生也，尤简而明。

五十四难曰：藏病难治，府病易治，何谓也？然：藏病所以难治者，传其所胜也；府病易治者，传其子也。与七传、间藏同法也。

四明陈氏曰：五藏者，七神内守，则邪之微者不易传；若大气之入，则神亦失守而病深，故病难治，亦或至于死矣。六府为转输传化者，其气常通，况胆又清净之处，虽邪入之，终难深留，故府病易治也。

愚按：以越人之意推之，则藏病难治者，以传其所胜也；府病易治者，以传其所生也。虽然，此特各举其一偏而言尔。若藏病传其所生，亦易治；府病传其所胜，亦难治也。故庞安常云：世之医书，唯扁鹊之言为深，所谓《难经》者也。越人寓术于其书，而言之有不详者，使后人自求之欤。今以此篇详之，庞氏可谓得越人之心者矣。

五十五难曰：病有积有聚，何以别之？然：积者，阴气也；聚者，阳气也。故阴沉而伏，阳浮而动。气之所积名曰积，气之所聚名曰聚。故积者，五藏所生；聚者，六府所成也。积者，阴气也，其始发有常处，其痛不离其部，上下有所终始，左右有所穷处；聚者，阳气也，其始发无根本，上下无所留止，其痛无常处，谓之聚。故以是别知积聚也。

积者，五藏所生，五藏属阴，阴主静，故其病沉伏而不离其处。聚者，六府所成，六府属阳，阳主动，故其病浮动而无所留止也。

杨氏曰：积，蓄也，言血脉不行，蓄积而成病也。

周仲立曰：阴沉而伏，初亦未觉，渐以滋长，日积月累是也。聚者病之所在，与血气偶然邂逅，故无常处也。与五十二难意同。

五十六难曰：五藏之积，各有名乎？以何月何日得之？然：肝之积，名曰肥气，在左胁下，如覆杯，有头足。久不愈，令人发咳逆、痎疟，连岁不已，以季夏戊己日得之。何以言之？肺病传于肝，肝当传脾，脾季夏适王，王者不受邪，肝复欲还肺，肺不肯受，故留结为积，故知肥气以季夏戊己日得之。

“肥”之言“盛”也。有头足者，有大小本末也。咳逆者，足厥阴之别，贯膈，上注肺，肝病，故胸中咳而逆也。二日一发为痎疟，《内经》五藏皆有疟，此在肝，为风疟也，抑以疟为寒热？病多属少阳，肝与之为表里，故云左胁，肝之部也。

心之积，名曰伏梁，起脐上，大如臂，上至心下，久不愈，令人病烦心，以秋庚辛日得之。何以言之？肾病传心，心当传肺，肺以秋适王，王者不受邪，心欲复还肾，肾不肯受，故留结为积，故知伏梁以秋庚辛日得之。

伏梁，伏而不动，如梁木然。

脾之积，名曰痞气，在胃脘，覆大如盘，久不愈，令人四肢不收，发黄疸，饮食不为肌肤，以冬壬癸日得之。何以言之？肝病传脾，脾当传肾，肾以冬适王，王者不受邪，脾复欲还肝，肝不肯受，故留结为积，故知痞气以冬壬癸日得之。

痞气，痞塞而不通也。疸病，发黄也，湿热为疸。

肺之积，名曰息贲，在右胁下，覆大如杯，久不已，令人洒淅寒热，喘咳，发肺壅，以春甲乙日得之。何以言之？心病传肺，肺当传肝，肝以春适王，王者不受邪，肺复欲还心，心不肯受，故留结为积，故以息贲以春甲乙日得之。

息贲，或息或贲也。右胁，肺之部。肺主皮毛，故洒淅寒热。或谓藏病止而不移，今肺积或息或贲，何也？然：或息或贲，非居处无常，如府病也，特以肺主气，故其病有时而动息尔。肾亦主气，故贲豚亦然。

肾之积，名曰贲豚，发于少腹，上至心下，若豚状，或上或下无时，久不已，令人喘逆，骨痿，少气，以夏丙丁日得之。何以言之？脾病传肾，肾当传心，心以夏适王，王者不受邪，肾复欲还脾，脾不肯受，故留结为积，故知贲豚以夏丙丁日得之。此五积之要法也。

贲豚，言若豚之贲突，不常定也。豚性躁，故以名之。令人喘逆者，足少阴之支从肺出络心，注胸中故也。

此难但言藏病而不言府病者，纪氏谓“以其发无常处也”，杨氏谓“六府亦相传，行如五藏之传也”。

或问：天下之物理，有感有传，感者情也，传者气也，有情斯有感，有气斯有传。今夫五藏之积，特以气之所胜，传所不胜云尔。至于王者不受邪，是固然也。若不胜者，反欲还所胜，所胜不纳，而留结为积，则是有情而为感矣。且五藏在人身中，各为一物，犹耳司听，目司视，各有所职而不能思。非若人之感物，则心为之主，而乘气机者也。然则五藏果各能有情而感乎？曰：越人之意，盖以五行之道，推其理势之所有者，演而成文耳。初不必论其情感，亦不必论其还、不还，与其必然否也。读者但以“所胜传不胜，及王者不受邪，遂留结为积”观之，则不以辞害志，而思过半矣。

或又问：子言“情感气传”，先儒之言则曰“形交气感”，是又气能感矣，于吾子之言何如？曰：先儒之说，虽曰气感，由形交也。形指人身而言，所以感之主也。

五十七难曰：泄凡有几，皆有名不？然：泄凡有五，其名不同，有胃泄，有脾泄，有大肠泄，有小肠泄，有大瘕泄，名曰后重。

此五泄之目，下文详之。

胃泄者，饮食不化，色黄。

胃受病，故食不化。胃属土，故色黄。

脾泄者，腹胀满，泄注，食即呕吐逆。

有声无物为呕，有声有物为吐。脾受病，故腹胀泄注，食即呕吐而上逆也。

大肠泄者，食已窘迫，大便色白，肠鸣切痛。

食方已，即窘迫欲利也。白者，金之色。

谢氏曰：此肠寒之证也。

小肠泄者，溲而便脓血，少腹痛。

溲，小利也。便，指大便而言。溲而便脓血，谓小便不闷，大便不里急后重也。

大瘕泄者，里急后重，数至圊而不能便，茎中痛。此五泄之要法也。

瘕，结也，谓因有凝结而成者。里急，谓腹内急迫。后重，谓肛门下坠。惟其里急后重，故数至圊而不能便。茎中痛者，小便亦不利也。

谢氏谓：小肠、大瘕二泄，今所谓痢疾也，《内经》曰肠澼，故下利赤白者，灸小肠俞是也，穴在第十六椎下两傍各一寸五分，累验。

四明陈氏曰：胃泄，即飧泄也。脾泄，即濡泄也。大肠泄，即洞泄也。小肠泄，谓凡泄则小便先下而便血，即血泄也。大瘕泄，即肠澼也。

五十八难曰：伤寒有几？其脉有变否？然：伤寒有五，有中风，有伤寒，有湿温，有热病，有温病，其所苦各不同。

“变”当作“辨”，谓分别其脉也。

纪氏曰：汗出恶风者，谓之伤风。无汗恶寒者，谓之伤寒。一身尽疼，不可转侧者，谓之湿温。冬伤于寒，至夏而发者，谓之热病。非其时而有其气，一岁之中，病多相似者，谓之温病。

中风之脉，阳浮而滑，阴濡而弱。湿温之脉，阳浮而弱，阴小而急。伤寒之脉，阴阳俱盛而紧涩。热病之脉，阴阳俱浮，浮之而滑，沉之散涩。温病之脉，行在诸经，不知何经之动也，各随其经所在而取之。

上文言伤寒之目，此言其脉之辨也。“阴”“阳”字皆指尺寸而言。

杨氏曰：温病乃是疫疠之气，非“冬感于寒，至春变为温病”者，散行诸经，故不可预知，临病人而诊之，知在何经之动，乃随而治之。

谢氏曰：仲景“伤寒例”云：冬时严寒，万类收藏，君子周密，则不伤于寒，触冒者乃名伤寒耳。其伤于四时之气，皆能为病，以伤寒为毒者，以其最成杀厉之气也。中而即病者，名曰伤寒；不即病者，寒毒藏于肌肤，至春变为温病，至夏变为暑病。暑病者，热极而重于温也。又曰：阳脉浮滑，阴脉濡弱，更遇于风，变为风温。今按仲景例风温与《难经》中风脉同，而无湿温之说。又曰：《难经》言温病，即仲景“伤寒例”中所言温疟、风温、温毒、温疫四温病也。越人言其概而未详，仲景则发其秘而条其脉，可谓详矣。庞安常《伤寒总论》云：《难经》载五种伤寒，言温病之脉行在诸经，不知何经之动，随其经所在而取之。据《难经》，温病又是四种伤寒感异气而变成者也。所以王叔和云：阳脉浮滑，阴脉濡弱，更遇于风，变成风温。阳脉洪数，阴脉实大，更遇湿热，变为温毒。温毒为病，最重也。阳脉濡弱，阴脉弦紧，更遇湿气，变为湿温。脉阴阳俱盛，重感于寒，变为温疟。斯乃同病异名，同脉异经者也。所谓随其经所在而取之者，此也。庞氏此说，虽不与《难经》同，然亦自一义例。但“伤寒例”言温疫而无湿温，叔和言湿温而无温疫，此亦异耳。

伤寒有汗出而愈，下之而死者；有汗出而死，下之而愈者，何也？然：阳虚阴盛，汗出而愈，下之即死；阳盛阴虚，汗出而死，下之而愈。

受病为虚，不受病者为盛。唯其虚也，是以邪凑之；唯其盛也，是以邪不入。即《外台》所谓“表病里和，里病表和”之谓，指伤寒传变者而言之也。表病里和，汗之可也，而反下之，表邪不除，里气复夺矣；里病表和，下之可也，而反汗之，里邪不退，表气复夺矣，故云死。所以然者，汗能亡阳，下能损阴也。此“阴”“阳”字指表里言之。经曰“诛伐无过，命曰大惑”，此之谓欤？

寒热之病，候之如何也？然：皮寒热者，皮不可近席，毛发焦，鼻槁，不得汗。肌寒热者，皮肤痛，唇舌槁，无汗。骨寒热者，病无所安，汗注不休，齿本槁痛。

《灵枢》二十一篇曰：皮寒热者，不可附席，毛发焦，鼻槁腊，不得汗。取三阳之络，以补手太阴。肌寒热者，肌痛，毛发焦而唇槁腊，不得汗。取三阳于下，以去其血者，补足太阴以出其汗。骨寒热者，病无所安（谓一身百脉无有是处也），汗注不休，齿未槁，取其少阴股之络；齿已槁，死不治。

愚按：此盖内伤之病，因以类附之。东垣《内外伤辨》，其兆于此乎？

五十九难曰：狂癫之病，何以别之？然：狂疾之始发，少卧而不饥，自高贤也，自辨智也，自倨贵也，妄笑，好歌乐，妄行不休是也。癫疾始发，意不乐，僵仆直视，其脉三部阴阳俱盛是也。

狂疾发于阳，故其状皆自有余而主动；癫疾发于阴，故其状皆自不足而主静。其脉三部阴阳俱盛者，谓发于阳为狂，则阳脉俱盛；发于阴为癫，则阴脉俱盛也。

按：二十难中，“重阳者狂，重阴者癫，脱阳者见鬼，脱阴者目盲”四句，当属之此下。重，读如“再重”之“重”，去声。重阳重阴，于以再明上文“阴阳俱盛”之意，又推其极，至脱阳脱阴，则不止于重阳重阴矣。盖阴盛而极，阳之脱也，鬼为幽阴之物，故见之；阳盛而极，阴之脱也，一水不能胜五火，故目盲。

四明陈氏曰：气并于阳，则为重阳；血并于阴，则为重阴。脱阳见鬼，气不守也；脱阴目盲，血不荣也。狂癫之病，《灵枢》二十一篇其论详矣。越人特举其概，正庞氏所谓引而不发，使后人自求之欤？

六十难曰：头心之病，有厥痛，有真痛，何谓也？然：手三阳之脉，受风寒，伏留而不去者，则名厥头痛。

详见《灵枢》二十四篇厥逆也。

人连在脑者，名真头痛。

真头痛，其痛甚，脑尽痛，手足青至节，死不治。盖脑为髓海，真气之所聚，卒不受邪，受邪则死。

其五藏气相干，名厥心痛。

《灵枢》载厥心痛凡五，胃心痛、肾心痛、脾心痛、肝心痛、肺心痛，皆五藏邪气相干也。

其痛甚，但在心，手足青者，即名真心痛。其真心痛者，旦发夕死，夕发旦死。

《灵枢》曰：真心痛，手足青至节，心痛甚，为真心痛。又，七十一篇曰：少阴者，心脉也。心者，五藏六府之大主也。心为帝王，精神之所舍，其藏坚固，邪不能客，客之则伤心，心伤则神去，神去则死矣。其真心痛者，“真”字下当欠一“头”字，盖阙文也。手足青之“青”，当作“清”，冷也。

六十一难曰：经言“望而知之谓之神，闻而知之谓之圣，问而知之谓之工，切脉而知之谓之巧”，何谓也？然：望而知之者，望见其五色，以知其病。

《素问·五藏生成篇》曰：色见青如草兹者死，黄如枳实者死，黑如炱者死，赤如衃血者死，白如枯骨者死，此五色之见死者也。青如翠羽者生，赤如鸡冠者生，黄如蟹腹者生，白如豕膏者生，黑如乌羽者生，此五色之见生也。生于心，欲如以缟裹朱；生于肺，欲如以缟裹红；生于肝，欲如以缟裹绀；生于脾，欲如以缟裹瓜蒌实；生于肾，欲如以缟裹紫，此五藏生色之外荣也。《灵枢》四十九篇曰：青黑为痛，黄赤为热，白为寒。又曰：赤色出于两颧，大如拇指者，病虽小愈，必卒死。黑色出于庭，（庭者，颜也）大如拇指，必不病而卒。又，七十四篇曰：诊血脉者，多赤多热，多青多痛，多黑为久痹，多黑、多赤、多青皆见者，为寒热身痛。面色微黄，齿垢黄，爪甲上黄，黄疸也。又如验产妇，面赤舌青，母活子死；面青舌青，沫出，母死子活；唇口俱青，子母俱死之类也。

袁氏曰：五藏之色见于面者，各有部分，以应相生相克之候，察之以知其病也。

闻而知之者，闻其五音，以别其病。

四明陈氏曰：五藏有声，而声有音。肝声呼，音应角，调而直，音声相应则无病，角乱则病在肝。心声笑，音应徵，和而长，音声相应则无病，徵乱则病在心。脾声歌，音应宫，大而和，音声相应则无病，宫乱则病在脾。肺声哭，音应商，轻而劲，音声相应则无病，商乱则病在肺。肾声呻，音应羽，沉而深，音声相应则无病，羽乱则病在肾。

袁氏曰：闻五藏五声，以应五音之清浊，或互相胜负，或其音嘶嗄之类，别其病也。

此一节，当于《素问·阴阳应象论》《金匮真言》诸篇言五藏声音及三十四难云云求之，则闻其声足以别其病也。

问而知之者，问其所欲五味，以知其病所起所在也。

《灵枢》六十三篇曰：五味入口，各有所走，各有所病。酸走筋，多食之，令人癃。咸走血，多食之，令人渴。辛走气，多食之，令人洞心。辛与气俱行，故辛入心而与汗俱出。苦走骨，多食之，令人变呕。甘走肉，多食之，令人悗心。推此则知问其所欲五味，以知其病之所起所在也。

袁氏曰：问其所欲五味中偏嗜偏多食之物，则知藏气有偏胜偏绝之候也。

切脉而知之者，诊其寸口，视其虚实，以知其病，病在何藏府也。

诊寸口，即第一难之义。视虚实，见六难并四十八难。王氏“脉法赞”曰“脉有三部，尺寸及关。荣卫流行，不失衡铨。肾沉心洪，肺浮肝弦。此自常经，不失铢分。出入升降，漏刻周旋。水下二刻，脉一周身，旋复寸口，虚实见焉”，此之谓也。

经言“以外知之曰圣，以内知之曰神”，此之谓也。

以外知之，望闻；以内知之，问切也。神，微妙。圣，通明也。又总结之，言神圣则工巧在内矣。

六十二难曰：藏井荥有五，府独有六者，何谓也？

然：府者阳也，三焦行于诸阳，故置一腧，名曰原。府有六者，亦与三焦共一气也。

藏之井荥有五，谓井、荥、输、经、合也。府之井荥有六，以三焦行于诸阳，故又置一腧而名曰原。所以府有六者，与三焦共一气也。

虞氏曰：此篇疑有缺误，当与六十六难参考。

六十三难曰：《十变》言五藏六府荥合，皆以井为始者，何也？然：井者，东方春也，万物之始生，诸蚑行喘息，蜎飞蠕动，当生之物，莫不以春生，故岁数始于春，日数始于甲，故以井为始也。

十二经所出之穴，皆谓之井，而以为荥输之始者，以井主东方木，木主春也，万物发生之始。诸蚑者行，喘者息。息，谓嘘吸气也。《公孙洪传》作“蚑行喙息”，义尤明白。蜎者飞，蠕者动，皆虫豸之属。凡当生之物，皆以春而生。是以岁之数则始于春，日之数则始于甲，人之荥合则始于井也。

冯氏曰：井，“谷井”之“井”，泉源之所出也。

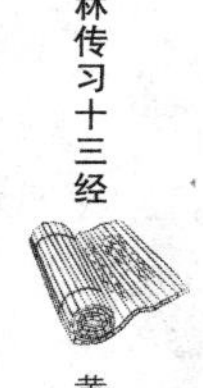

四明陈氏曰：经穴之气所生，则自井始，而溜荥注俞，过经入合，故以万物及岁数、日数之始为譬也。

六十四难曰：《十变》又言“阴井木，阳井金；阴荥火，阳荥水；阴输土，阳输木；阴经金，阳经火；阴合水，阳合土”。

十二经起于井穴，阴井为木，故阴井木生阴荥火，阴荥火生阴输土，阴输土生阴经金，阴经金生阴合水。阳井为金，故阳井金生阳荥水，阳荥水生阳输木，阳输木生阳经火，阳经火生阳合土。

阴阳皆不同，其意何也？然：是刚柔之事也。阴井乙木，阳井庚金。阳井庚，庚者乙之刚也；阴井乙，乙者庚之柔也。乙为木，故言阴井木也；庚为金，故言阳井金也。余皆仿此。

刚柔者，即乙庚之相配也。十干所以自乙庚而言者，盖诸藏府穴皆始于井，而阴脉之井始于乙木，阳脉之井始于庚金，故自乙庚而言刚柔之配。而其余五行之配，皆仿此也。

丁氏曰：刚柔者，谓阴井木，阳井金，庚金为刚，乙木为柔；阴荥火，阳荥水，壬水为刚，丁火为柔；阴输土，阳输木，甲木为刚，己土为柔；阴经金，阳经火，丙火为刚，辛金为柔；阴合水，阳合土，戊土为刚，癸水为柔。盖五行之道，相生者，母子之义；相克相制者，夫妇之类。故夫道皆刚，妇道皆柔，自然之理也。《易》曰“分阴分阳，迭用柔刚”，其是之谓欤？

六十五难曰：经言“所出为井，所入为合”，其法奈何？然：所出为井，井者东方春也，万物之始生，故言所出为井也。所入为合，合者北方冬也，阳气入藏，故言所入为合也。

此以经穴流注之始终言也。

六十六难曰：经言“肺之原，出于太渊；心之原，出于大陵；肝之原，出于太冲；脾之原，出于太白；肾之原，出于太溪；少阴之原，出于兑骨；（神门穴也）胆之原，出于丘墟；胃之原，出于冲阳；三焦之原，出于阳池；膀胱之原，出于京骨；大肠之原，出于合谷；小肠之原，出于腕骨”。

肺之原太渊，至肾之原太溪，见《灵枢》第一篇。其第二篇曰：肺之输太渊，心之输大陵，肝之输太冲，脾之输太白，肾之输太溪。膀胱之输束骨，过于京骨为原。胆之输临泣，过于丘墟为原。胃之输陷谷，过于冲阳为原。三焦之输中渚，过于阳池为原。小肠之输后溪，过于腕骨为原。大肠之输三间，过于合谷为原。盖五藏阴经止以输为原，六府阳经既有输，仍别有原。

或曰：《灵枢》以大陵为心之原，《难经》亦然，而又别以兑骨为少阴之原。诸家针灸书，并以大陵为手厥阴心主之输，以神门在掌后兑骨之端者，为心经所注之输。似此不同者，何也？按《灵枢》七十一篇曰：少阴无输，心不病乎？岐伯曰：其外经病而藏不病，故独取其经于掌后兑骨之端也；其余脉出入屈折，其行之疾徐，皆如手少阴心主之脉行也。又，第二篇曰：心出于中冲，溜于劳宫，注于大陵，行于间使，入于曲泽，手少阴也。按：中冲以下，并手心主经输，《灵枢》直指为手少阴，而手少阴经输不别载也。又，《素问·缪刺篇》曰：刺手心主、少阴兑骨之端各一痏，立已。又《气穴篇》曰：藏输五十穴。王氏注：五藏输，惟有心包经井输之穴，而亦无心经井输穴。又，七十九难曰：假令心病，泻手心主输，补手心主井。详此前后各经文义，则知手少阴与心主同治也。

十二经皆以输为原者，何也？然：五藏输者，三焦之所行，气之所留止也。三焦所行之输为原者，何也？然：脐下肾间动气者，人之生命也，十二经之根本也，故名曰原。三焦者，原气之别使也，主通行三气，经历于五藏六府。原者，三焦之尊号也，故所止辄为原。五藏六府之有病者，皆取其原也。

十二经皆以输为原者，以十二经之输皆系三焦所行，气所留止之处也。三焦所行之输为原者，以脐下肾间动气乃人之生命，十二经之根本，三焦则为原气之别使，主通行上中下之三气，经历于五藏六府也。通行三气，即纪氏所谓下焦禀真元之气，（即原气也）上达至于中焦；中焦受水谷精悍之气，化为荣卫，荣卫之气与真元之气通行达于上焦也。所以原为三焦之尊号，而所止辄为原，犹警跸所至称行在所也。五藏六府之有病者，皆于是而取之，宜哉！

六十七难曰：五藏募皆在阴，而俞在阳者，何谓也？然：阴病行阳，阳病行阴，故令募在阴，俞在阳。

募与俞，五藏空穴之总名也。在腹为阴，则谓之募；在背为阳，则谓之俞。募，犹募结之募，言经气之聚于此也；俞，《史·扁鹊传》作“输”，犹“委输”之“输”，言经气由此而输于彼也。五藏募在腹。肺之募，中府，二穴，在胸部云门下一寸，乳上二肋间，动脉陷中。心之募，巨阙，一穴，在鸠尾下一寸。脾之募，章门，二穴，在季胁下直脐。肝之募，期门，二穴，在不容两旁各一寸五分。肾之募，京门，二穴，在腰中季胁本。五藏俞在背，行足太阳之经。肺俞在第三椎下，心俞在五椎下，肝俞在九椎下，脾俞在十一椎下，肾俞在十四椎下，皆挟脊两旁各一寸五分。阴病行阳，阳病行阴者，阴阳、经络，气相交贯；藏府、腹背，气相通应，所以阴病有时而行阳，阳病有时而行阴也。《针法》曰：从阳引阴，从阴引阳。

六十八难曰：五藏六府皆有井、荥、输、经、合，皆何所主？然：经言“所出为井，所流为荥，所注为输，所行为经，所入为合。井主心下满，荥主身热，输主体重节痛，经主喘咳寒热，合主逆气而泄”，此五藏六府井、荥、输、经、合所主病也。

主，主治也。井，“谷井”之“井”，水源之所出也。荥，绝小水也，井之源本微，故所流尚小而为荥。输，输也，注也，自荥而注，乃为输也。由输而经过于此，乃谓之经。由经而入于所合，谓之合。合者，会也。《灵枢》第一篇曰：五藏五俞，五五二十五俞；六府六俞，六六三十六俞。此“俞”字，空穴之总名。凡诸空穴，皆可以言“俞”。经脉十二，络脉十五，凡二十七气所行，皆井、荥、输、经、合之所系，而所主病各不同。井主心下满，肝木病也。足厥阴之支，从肝别贯膈，上注肺，故井主心下满。荥主身热，心火病也。输主体重节痛，脾土病也。经主喘咳寒热，肺金病也。合主逆气而泄，肾水病也。

谢氏曰：此举五藏之病各一端为例，余病可以类推而互取也。不言六府者，举藏足以该之。

六十九难曰：经言“虚者补之，实者泻之，不虚不实，以经取之”，何谓也？然：虚者补其母，实者泻其子，当先补之，然后泻之。不虚不实，以经取之者，是正经自生病，不中他邪也，当自取其经，故言“以经取之”。

《灵枢》第十篇载十二经，皆有“盛则泻之，虚则补之，不盛不虚，以经取之”。虚者补其母，实者泻其子，子能令母实，母能令子虚也。假令肝病虚，即补厥阴之合，曲泉是也；实则泻厥阴之荥，行间是也。先补后泻，即后篇“阳气不足，阴气有余，当先补其阳，而后泻其阴”之意。然于此义不属，非缺误，即衍文也。不实不虚，以经取之者，即四十九难“忧愁思虑则伤心，形寒饮冷则伤肺云云”者，盖正经之自病者也。

杨氏曰：不实不虚，是诸藏不相乘也，故云“自取其经”。

七十难曰：春夏刺浅，秋冬刺深者，何谓也？然：春夏者，阳气在上，人气亦在上，故当浅取之；秋冬者，阳气在下，人气亦在下，故当深取之。

春夏之时，阳气浮而上，人之气亦然，故刺之当浅，欲其无太过也；秋冬之时，阳气沉而下，人气亦然，故刺之当深，欲其无不及也。经曰“必先岁气，无伐天和”，此之谓也。

四明陈氏曰：春气在毛，夏气在皮，秋气在分肉，冬气在骨髓，是浅深之应也。

春夏各致一阴，秋冬各致一阳者，何谓也？然：春夏温，必致一阴者，初下针，沉之至肾肝之部，得气，引持之阴也；秋冬寒，必致一阳者，初内针，浅而浮之至心肺之部，得气，推内之阳也。是谓“春夏必致一阴，秋冬必致一阳”。

致，取也。春夏气温，必致一阴者，春夏养阳之义也。初下针，即沉之，至肾肝之部，俟其得气，乃引针而提之，以至于心肺之分，所谓致一阴也。秋冬气寒，必致一阳者，秋冬养阴之义也。初内针，浅而浮之，当心肺之部，俟其得气，推针而内之，以达于肾肝之分，所谓致一阳也。此篇致阴致阳之说，越人特推其理，有如是者尔。凡用针补泻，自有所宜，初不必以是相拘也。

七十一难曰：经言“刺荣无伤卫，刺卫无伤荣”，何谓也？然：针阳者，卧针而刺之；刺阴者，先以左手摄按所针荥输之处，气散乃内针。是谓刺荣无伤卫，刺卫无伤荣也。

荣为阴，卫为阳，荣行脉中，卫行脉外，各有所浅深也。用针之道亦然。针阳必卧针而刺之者，以阳气轻浮，过之恐伤于荣也；刺阴者，先以左手按所刺之穴良久，令气散乃内针，不然则伤卫气也。“无”“毋”通，禁止辞。

七十二难曰：经言"能知迎随之气，可令调之，调气之方，必在阴阳"，何谓也？然：所谓迎随者，知荣卫之流行，经脉之往来也。随其迎顺而取之，故曰迎随。

迎随之法，补泻之道也。迎者，迎而夺之；随者，随而济之。然必知荣卫之流行，经脉之往来。荣卫流行，经脉往来，其义一也。知之而后可以视夫病之逆顺，随其所当而为补泻也。

四明陈氏曰：逆者，逆其气之方来而未盛也，以泻之；随者，随其气之方往而未虚也，以补之。

愚按：迎随有二，有虚实迎随，有子母迎随。陈氏之说，虚实迎随也；若七十九难所载，子母迎随也。

调气之方，必在阴阳者，知其内外表里，随其阴阳而调之，故曰"调气之方，必在阴阳"。

在，察也。内为阴，外为阳；表为阳，里为阴。察其病之在阴在阳而调之也。

杨氏曰：调气之方，必在阴阳者，阴虚阳实，则补阴泻阳；阳虚阴实，则补阳泻阴；或阳并于阴，阴并于阳，或阴阳俱虚俱实，皆随其所见而调之。

谢氏曰：男外女内，表阳里阴，调阴阳之气者，如从阳引阴、从阴引阳，阳病治阴、阴病治阳之类。

七十三难曰：诸井者，肌肉浅薄，气少不足使也，刺之奈何？然：诸井者木也，荥者火也，火者木之子，当刺井者，以荥泻之，故经言"补者不可以为泻，泻者不可以为补"，此之谓也。

诸经之井，皆在手足指梢肌肉浅薄之处，气少不足使为补泻也。故设当刺井者，只泻其荥，以井为木，荥为火，火者木之子也。详越人此说，专为泻井者言也；若当补井，则必补其合。故引经言"补者不可以为泻，泻者不可以为补"，各有攸当也。补泻反则病益笃，而有实实虚虚之患，可不谨欤？

七十四难曰：经言"春刺井，夏刺荥，季夏刺输，秋刺经，冬刺合"

者，何谓也？然：春刺井者，邪在肝；夏刺荥者，邪在心；季夏刺输者，邪在脾；秋刺经者，邪在肺；冬刺合者，邪在肾。

荥输之系四时者，以其邪各有所在也。

其肝、心、脾、肺、肾，而系于春、夏、秋、冬者，何也？然：五藏一病，辄有五也。假令肝病，色青者肝也，臊臭者肝也，喜酸者肝也，喜呼者肝也，喜泣者肝也。其病众多，不可尽言也，四时有数，而并系于春、夏、秋、冬者也。针之要妙，在于秋毫者也。

五藏一病，不止于五，其病尤众多也。虽其众多，而四时有数，而并系于春、夏、秋、冬，及井、荥、输、经、合之属也，用针者必精察之。

详此篇文义，似有阙误。今且依此解之，以俟知者。

七十五难曰：经言“东方实，西方虚，泻南方，补北方”，何谓也？然：金木水火土，当更相平。东方木也；西方金也。木欲实，金当平之；火欲实，水当平之；土欲实，木当平之；金欲实，火当平之；水欲实，土当平之。东方肝也，则知肝实；西方肺也，则知肺虚。泻南方火，补北方水。南方火，火者木之子也；北方水，水者木之母也。水胜火，子能令母实，母能令子虚，故泻火补水，欲令金不得平木也。经曰“不能治其虚，何问其余”，此之谓也。

“金不得平木”，“不”字疑衍。

东方实，西方虚，泻南方，补北方者，木金火水欲更相平也。木火土金水之欲实，五行之贪胜而务权也；金水木火土之相平，以五行所胜而制其贪也。经曰：一藏不平，所胜平之。东方肝也，西方肺也，东方实则知西方虚矣。若西方不虚，则东方安得而过于实邪？或泻或补，要亦抑其甚而济其不足，损过就中之道也。水能胜火，子能令母实，母能令子虚。泻南方火者，夺子之气，使食母之有余；补北方水者，益子之气，使不食于母也。如此则过者退而抑者进，金得平其木，而东西二方无复偏胜偏亏之患矣。越人之意，大抵谓东方过于实而西方之气不足，故泻火以抑其木，补水以济其金，是乃使金得与水相停，故曰欲令金得平木也。若曰“欲令金不得平木”，则前后文义窒碍，竟说不通。使肝木不过，肺不虚，复泻火补水，不几于实实虚虚耶？八十一难文义，正与此互相发明。九峰蔡氏谓“水火金木土者，惟修取相胜，以泄其过”，其意亦同。故结句云“不能治其虚，何问其余”，盖为知常而不知变者之戒也。此篇大意，在“肝实肺虚，泻火补水”上。

或问：子能令母实，母能令子虚，当泻火补土为是。盖子有余则不食母之气，母不足则不能荫其子。泻南方火，乃夺子之气，使食母之有余；补中央土，则益母之气，使得以荫其子也。今乃泻火补水，何欤？曰：此越人之妙，一举而两得之者也。且泻火，一则以夺木之气，一则以去金之克；补水，一则以益金之气，一则以制火之光。若补土，则一于助金而已，不可施于两用。此所以不补土而补水也。

或又问：母能令子实，子能令母虚，五行之道也。今越人乃谓“子能令母实，母能令子虚”，何哉？曰：是各有其说也。母能令子实，子能令母虚者，五行之生化；子能令母实，母能令子虚者，针家之予夺，固不相侔也。

四明陈氏曰：仲景云：木行乘金，名曰横。《内经》曰：气有余，则制己所胜，而侮所不胜。木实金虚，是木横而凌金，侮所不胜也。木实本以金平之，然以其气正强而横，金平之则两不相伏而战，战则实者亦伤，虚者亦败。金虚，本资气于土，然其时土亦受制，未足以资之，故取水为金之子，又为木之母，于是泻火补水，使水胜火，则火馁而取气于木，木乃减而不复实，水为木母，此母能令子虚也。木既不实，其气乃平，平则金免木凌，而不复虚，水为金子，此子能令母实也。所谓金不得平木，不得径以金平其木，必泻火补水而旁治之，使木金之气自然两平耳。

今按陈氏此说，亦自有理。但为“不”之一字所缠，未免牵强费辞，不若直以“不”字为衍文尔。观八十一篇中，当知金平木，一语可见矣。

七十六难曰：何谓补泻？当补之时，何所取气？当泻之时，何所置气？然：当补之时，从卫取气；当泻之时，从荣置气。其阳气不足，阴气有余，当先补其阳，而后泻其阴；阴气不足，阳气有余，当先补其阴，而后泻其阳，荣卫通行，此其要也。

《灵枢》五十二篇曰：浮气之不循经者为卫气，其精气之行于经者为荣气。盖补则取浮气之不循经者，以补虚处；泻则从荣，置其气而不用也。置，犹“弃置”之“置”。然人之病虚实不一，补泻之道亦非一也。是以阳气不足而阴气有余，则先补阳而后泻阴以和之；阴气不足而阳气有余，则先补阴而后泻阳以和之，如此则荣卫自然通行矣。补泻法，见下篇。

七十七难曰：经言“上工治未病，中工治已病”者，何谓也？然：所谓治未病者，见肝之病，则知肝当传之于脾，故先实其脾气，无令得受肝之邪，故曰治未病焉。中工者，见肝之病，不晓相传，但一心治肝，故曰治已病也。

见肝之病，先实其脾，使邪无所入，治未病也，是为上工。见肝之病，一心治肝，治已病也，是为中工。《灵枢》五十五篇曰：上工刺其未生也，其次刺其未盛者也，其次刺其已衰者也；下工刺其方袭者也，与其形之盛者也，与其病之与脉相逆者也。故曰：方其盛也，勿敢毁伤；刺其已衰，事必大昌。故曰“上工治未病，不治已病”，此之谓也。

七十八难曰：针有补泻，何谓也？然：补泻之法，非必呼吸出内针也。知为针者信其左，不知为针者信其右。当刺之时，先以左手厌按所针荥输之处，弹而努之，爪而下之，其气之来，如动脉之状，顺针而刺之，得气，因推而内之，是谓补；动而伸之，是谓泻。不得气，乃与，男外女内。不得气，是谓十死不治也。

弹而努之，鼓勇之也。努，读若“怒”。爪而下之，掐之稍重，皆欲致其气之至也。气至指下，如动脉之状，乃乘其至而刺之。顺，犹循也，乘也。停针待气，气至针动，是得气也，因推针而内之，是谓补；动针而伸之，是谓泻。此越人心法，非呼吸出内者也，是固然也。若停针候气，久而不至，乃与，男子则浅其针而候之卫气之分，女子则深其针而候之荣气之分。如此而又不得气，是谓其病终不可治也。

篇中前后二“气”字不同，不可不辨。前言气之来如动脉状，未刺之前，左手所候之气也；后言得气、不得气，针下所候之气也。此自两节。周仲立乃云“凡候气，左手宜略重之。候之不得，乃与，男则少轻其手，于卫气之分以候之；女则重其手，于荣气之分以候之”，如此则既无前后之分，又昧停针待气之道，尚何所据为补泻耶？

七十九难曰：经言“迎而夺之，安得无虚？随而济之，安得无实？虚之与实，若得若失；实之与虚，若有若无”，何谓也？

出《灵枢》第一篇。得，求而获也。失，纵也，遗也。其第二篇曰：言实与虚，若有若无者，谓实者有气，虚者无气也。言虚与实，若得若失者，谓补者必然若有得也，泻者恍然若有失也。即第一篇之义。

然迎而夺之者，泻其子也；随而济之者，补其母也。假令心病，泻手心主输，是谓迎而夺之者也；补手心主井，是谓随而济之者也。

迎而夺之者，泻也；随而济之者，补也。假令心病，心，火也，土为火之子。手心主之输，大陵也。实则泻之，是迎而夺之也。木者，火之母。手心主之井，中冲也。虚则补之，是随而济之也。迎者，迎于前；随者，随其后。此假心为例，而补泻则云“手心主”，即《灵枢》所谓少阴无俞者也。当与六十六难并观。

所谓实之与虚者，牢、濡之意也。气来实牢者为得，濡虚者为失，故曰若得若失也。

气来实牢濡虚，以随济迎夺而为得失也。前云“虚之与实，若得若失；实之与虚，若有若无”，此言“实之与虚，若得若失”，盖得失有无，义实相同，互举之省文尔。

八十难曰：经言“有见如入，有见如出”者，何谓也？然：所谓有见如入者，谓左手见气来至乃内针，针入，见气尽乃出针，是谓“有见如入，有见如出”者也。

“所谓有见如入”下，当欠“有见如出”四字。如，读若“而”。《孟子》书：望道而未之见。而，读若“如”。盖通用也。有见而入出者，谓左手按穴，待气来至乃下针，针入，候其气应尽而出针也。

八十一难曰：经言“无实实虚虚，损不足而益有余”，是寸口脉耶？将病自有虚实耶？其损益奈何？然：是病非谓寸口脉也，谓病自有虚实也。假令肝实而肺虚，肝者木也，肺者金也，金木当更相平，当知金平木。假令肺实而肝虚，微少气，用针不补其肝，而反重实其肺，故曰“实实虚虚，损不足而益有余”。此者，中工之所害也。

“是病”二字，非误即衍。肝实肺虚，金当平木，如七十五难之说。若肺实肝虚，则当抑金而扶木也。用针者乃不补其肝，而反重实其肺，此所谓实其实而虚其虚，损不足而益有余，杀人必矣。中工，中常之工，犹云粗工也。

按：《难经》八十一篇，篇辞甚简，然而荣卫度数、尺寸位置、阴阳王相、藏府内外、脉法病能、经络流注、针刺穴俞，莫不该尽。而此篇尤创艾切切，盖不独为用针者之戒，凡为治者皆所当戒，又绝笔之微意也。吁呼！越人当先秦战国时，与《内经·灵枢》之出不远，必有得以口授面命，传闻晔晔者，故其见之明而言之详，不但如史家所载长桑君之遇也。邵氏谓经之当难者，未必止此八十一条。噫！犹有望于后人欤！

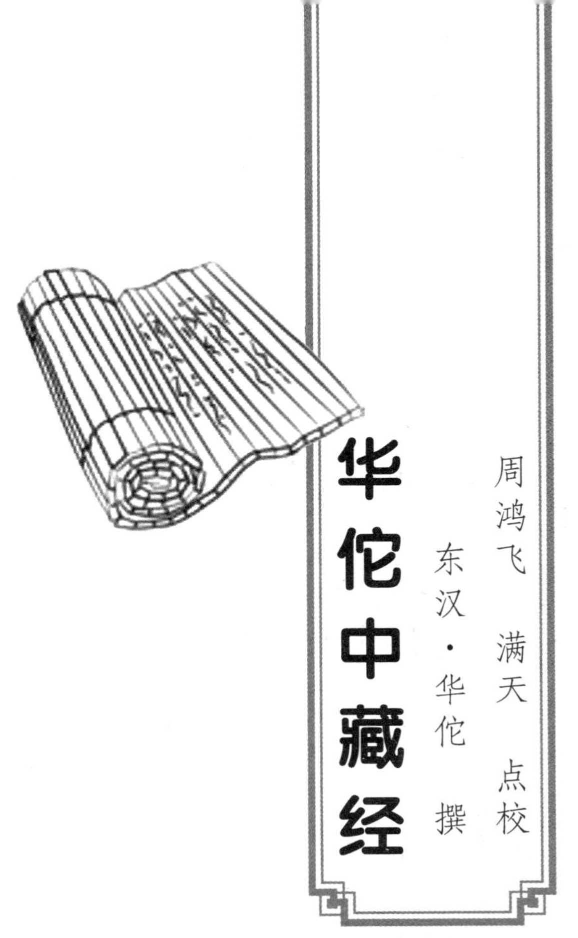

华佗中藏经

东汉·华佗 撰

周鸿飞 满天 点校

本书为河南省教育厅2015年度人文社会科学研究规划项目“利用电子书视听技术丰富中医古籍整理与使用模式的研究”（项目编号：2015-GH-408）课题成果之一

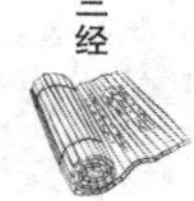

卷 上

人法于天地论第一

人者，上禀天，下委地，阳以辅之，阴以佐之。天地顺，则人气泰；天地逆，则人气否。是以天地有四时五行，寒暄动静，其变也，喜为雨，怒为风，结为霜，张为虹，此天地之常也。人有四肢五脏，呼吸寤寐，精气流散，行为荣，张为气，发为声，此人之常也。

阳施于形，阴慎于精，天地之同也。失其守，则蒸而热发，否而寒生，结作瘿瘤，陷作痈疽，盛而为喘，减而为枯，彰于面部，见于形体。天地通塞，一如此矣。故五纬盈亏，星辰差忒，日月交蚀，彗孛飞走，乃天地之灾怪也；寒暄不时，则天地之蒸否也；土起石立，则天地之痈疽也；暴风疾雨，则天地之喘乏也；江河竭耗，则天地之枯焦也。鉴者决之以药，济之以针；化之以道，佐之以事。故形体有可救之病，天地有可去之灾。

人之危厄死生，禀于天地。阴之病也，来亦缓，而去亦缓；阳之病也，来亦速，而去亦速。阳生于热，热而舒缓；阴生于寒，寒则拳急。寒邪中于下，热邪中于上，饮食之邪中于中。

人之动止，本乎天地。知人者，有验于天；知天者，必有验于人。天合于人，人法于天。见天地逆从，则知人衰盛。人有百病，病有百候，候有百变，皆天地阴阳逆从而生。苟能穷究乎此，如其神耳。

阴阳大要调神论第二

天者，阳之宗；地者，阴之属。阳者，生之本；阴者，死之基。天地之间，阴阳辅佐者，人也。得其阳者生，得其阴者死。阳中之阳为高真，阴中之阴为幽鬼。故钟于阳者长，钟于阴者短。

多热者，阳之主；多寒者，阴之根。阳务其上，阴务其下；阳行也速，阴行也缓；阳之体轻，阴之体重。阴阳平，则天地和，而人气宁；阴阳逆，则天地否，而人气厥。故天地得其阳则炎炽，得其阴则寒凛。

阳始于子前，末于午后；阴始于午后，末于子前。阴阳盛衰，各在其时，更始更末，无有休息。人能从之，亦智也。《金匮》曰“秋首养阳，春首养阴，阳勿外闭，阴勿外侵。火出于木，水生于金，水火通济，上下相寻。人能循此，永不湮沉”，此之谓也。呜呼！凡愚岂知是理，举止失宜，自致其罹，外以风寒暑湿，内以饥饱劳役。欺残正体，消亡正神，缚绊其身，死生告陈。

殊不知，脉有五死，气有五生。阴家脉重，阳家脉轻。阳病阴脉则不永，阴病阳脉则不成。阳候多语，阴症无声。多语者易济，无声者难荣。阳病则旦静，阴病则夜宁。阴阳运动，得时而行。阳虚则暮乱，阴虚则朝争。朝暮交错，其气厥横。死生致理，阴阳中明。阴气下而不上曰断络，阳气上而不下曰绝经。阴中之邪曰浊，阳中之邪曰清。火来坎户，水到离扃，阴阳相应，方乃和平。

阴不足，则济之以水母；阳不足，则助之以火精。阴阳济等，各有攀陵。上通三寸，曰阳之神路；下通三寸，曰阴之鬼程。阴常宜损，阳常宜盈，居之中者，阴阳匀停。是以阳中之阳，天仙赐号；阴中之阴，下鬼持名。顺阴者多消灭，顺阳者多长生。逢斯妙趣，无所不灵。

生成论第三

阴阳者，天地之枢机；五行者，阴阳之终始。非阴阳，则不能为天地；非五行，则不能为阴阳。故人者，成于天地，败于阴阳也，由五行逆从而生焉。天地有阴阳五行，人有血脉五脏。五行者，金、木、水、火、土也；五脏者，肺、肝、心、肾、脾也。金生水，水生木，木生火，火生土，土生金，则生成之道，循环无穷；肺生肾，肾生肝，肝生心，心生脾，脾生肺，上下荣养，无有休息。

故《金匮至真要论》云：心生血，血为肉之母；脾生肉，肉为血之舍；肺属气，气为骨之基；肾应骨，骨为筋之本；肝系筋，筋为血之源。五脏五行，相成相生，昼夜流转，无有始终，从之则吉，逆之则凶。天地阴阳，五行之道，中含于人。人得者，可以出阴阳之数，夺天地之机，悦五行之要，无终无始，神仙不死矣。

阳厥论第四

骤风暴热，云物飞飏，晨晦暮晴，夜炎昼冷，应寒不寒，当雨不雨，水竭土坏，时岁大旱，草木枯悴，江河乏涸，此天地之阳厥也。暴壅塞，忽喘促，四肢不收，二腑不利，耳聋目盲，咽干口焦，唇舌生疮，鼻流清涕，颊赤心烦，头昏脑重，双睛似火，一身如烧，素不能者乍能，素不欲者乍欲，登高歌笑，弃衣奔走，狂言妄语，不辨亲疏，发躁无度，饮水不休，胸膈膨胀，腹胁满闷，背疽肉烂，烦溃消中，食不入胃，水不穿肠，骤肿暴满，叫呼昏冒，不省人事，疼痛不知去处，此人之阳厥也。阳厥之脉，举按有力者生，绝者死。

阴厥论第五

飞霜走雹，朝昏暮霭，云雨飘飖，风露寒冷，当热不热，未寒而寒，时气霖霪，泉生田野，山摧地裂，土坏河溢，月晦日昏，此天地之阴厥也。暴哑卒寒，一身拘急，四肢拳挛，唇青面黑，目直口噤，心腹满痛，头颔摇鼓，腰脚沉重，语言謇涩，上吐下泻，左右不仁，大小便活，吞吐酸渌，悲忧惨戚，喜怒无常者，此人之阴厥也。阴厥之脉，举指弱，按指大者生，举按俱绝者死。一身悉冷，额汗自出者，亦死。阴厥之病，过三日勿治。

阴阳否格论第六

阳气上而不下曰否，阴气下而不上亦曰否。阳气下而不上曰格，阴气上而不下亦曰格。否格者，谓阴阳不相从也。阳奔于上则燔脾肺，生其疸也，其色黄赤，皆起于阳极也。阴走于下则冰肾肝，生其厥也，其色青黑，皆发于阴极也。疸为黄疸也，厥为寒厥也，由阴阳否格不通而生焉。阳燔则治以水，阴厥则助以火，乃阴阳相济之道耳。

寒热论第七

人之寒热往来者，其病何也？此乃阴阳相胜也。阳不足则先寒后热，阴不足则先热后寒。又，上盛则发热，下盛则发寒。皮寒而燥者，阳不足；皮热而燥者，阴不足。皮寒而寒者，阴盛也；皮热而热者，阳盛也。发热于下，则阴中之阳邪也；发热于上，则阳中之阳邪也。寒起于上，则阳中之阴邪也；寒起于下，则阴中之阴邪也。寒而颊赤多言者，阳中之阴邪也；热而面青多言者，阴中之阳邪也；寒而面青多言者，阴中之阴邪也；若不言者，不可治也。

阴中之阴中者，一生九死；阳中之阳中者，九生一死。阴病难治，阳病易医。诊其脉候，数在上，则阳中之阳也；数在下，则阴中之阳也。迟在上，则阳中之阴也；迟在下，则阴中之阴也。数在中，则中热；迟在中，则中寒。寒用热取，热以寒攻。

逆顺之法，从乎天地，本乎阴阳也。天地者，人之父母也；阴阳者，人之根本也。未有不从天地阴阳者也。从者生，逆者死。寒之又寒，热之又热者生。《金匮大要论》云：夜发寒者从，夜发热者逆；昼发热者从，昼发寒者逆。从逆之兆，亦在乎审明。

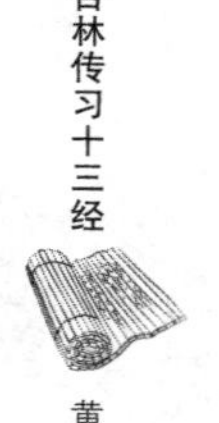

虚实大要论第八

病有脏虚脏实，腑虚腑实，上虚上实，下虚下实，状各不同，宜深消息。

肠鸣气走，足冷手寒，食不入胃，吐逆无时，皮毛憔悴，肌肉皱皴，耳目昏塞，语声破散，行步喘促，精神不收，此五脏之虚也。诊其脉，举指而活，按之而微。看在何部，以断其脏也。又，按之沉小弱微，短涩软濡，俱为脏虚也。虚则补益，治之常情耳。

饮食过多，大小便难，胸膈满闷，肢节疼痛，身体沉重，头目昏眩，唇舌肿胀，咽喉闭塞，肠中气急，皮肉不仁，暴生喘乏，偶作寒热，疮疽并起，悲喜时来，或自痿弱，或自高强，气不舒畅，血不流通，此脏之实也。诊其脉，举按俱盛者，实也。又，长浮数疾，洪紧弦大，俱曰实也。看在何经，而断其脏也。

头疼目赤，皮热骨寒，手足舒缓，血气壅塞，丹瘤更生，咽喉肿痛，轻按之痛，重按之快，食饮如故，曰腑实也。诊其脉，浮而实大者是也。

皮肤瘙痒，肌肉膜胀，食饮不化，大便滑而不止，诊其脉，轻手按之得滑，重手按之得平，此乃腑虚也。看在何经，而正其时也。

胸膈痞满，头目碎痛，饮食不下，脑项昏重，咽喉不利，涕唾稠黏，诊其脉左右寸口沉结实大者，上实也。

颊赤心忪，举动颤栗，语声嘶嗄，唇焦口干，喘乏无力，面少颜色，颐颔肿满，诊其左右寸脉弱而微者，上虚也。

大小便难，饮食如故，腰脚沉重，脐腹疼痛，诊其左右手脉，尺中脉伏而涩者，下实也。

大小便难，饮食进退，腰脚沉重，如坐水中，行步艰难，气上奔冲，梦寐危险，诊其左右尺中脉滑而涩者，下虚也。病人脉微涩短小，俱属下虚也。

上下不宁论第九

脾病者，上下不宁，何谓也？脾上有心之母，下有肺之子。心者，血也，属阴；肺者，气也，属阳。脾病则上母不宁，母不宁则为阴不足也，阴不足则发热。又，脾病则下子不宁，子不宁则为阳不足也，阳不足则发寒。脾病则血气俱不宁，血气不宁则寒热往来，无有休息，故脾如疟也。谓脾者，土也；心者，火也；肺者，金也。火生土，土生金，故曰：上有心母，下有肺子，脾居其中，病则如斯耳。他脏上下，皆法于此也。

脉要论第十

脉者，乃气血之先也。气血盛，则脉盛；气血衰，则脉衰。气血热，则脉数；气血寒，则脉迟。气血微，则脉弱；气血平，则脉缓。又，长人脉长，短人脉短；性急则脉急，性缓则脉缓。反此者逆，顺此者从也。又，诸数为热，诸迟为寒，诸紧为痛，诸浮为风，诸滑为虚，诸伏为聚，诸长为实，诸短为虚。又，短、涩、沉、迟、伏皆属阴，数、滑、长、浮、紧皆属阳。阴得阴者从，阳得阳者顺，违之者逆。阴阳消息，以经而处之。假令数在左手，得之浮者，热入小肠；得之沉者，热入于心。余皆仿此。

五色脉论第十一

面青，无右关脉者，脾绝也；面赤，无右寸脉者，肺绝也；面白，无左关脉者，肝绝也；面黄，无左尺脉者，肾绝也；面黑，无左寸脉者，心绝也。五绝者死。夫五绝当时即死，非其时则半岁死。然五色虽见，而五脉不见，即非病者矣。

脉病外内证决论第十二

病风人，脉紧数浮沉，有汗出不止，呼吸有声者，死。不然，则生。

病气人，一身悉肿，四肢不收，喘无时，厥逆不温，脉候沉小者，死；浮大者，生。

病劳人，脱肛，骨肉相失，声散，呕血，阳事不禁，梦寐交侵，呼吸不相从，昼凉夜热者，死；吐脓血者，亦死。其脉不数，有根蒂者，及颊不赤者，生。

病肠澼者，下脓血，病人脉急，皮热，食不入，腹胀，目瞪者，死。或一身厥冷，脉沉细而不生者，亦死。食如故，脉沉浮有力而不绝者，生。

病热人，四肢厥，脉弱，不欲见人，食不入，利下不止者，死。食入，四肢温，脉大，语狂无睡者，生。

病寒人，狂言不寐，身冷脉数，喘息目直者，死。脉有力而不喘者，生。

阳病人，精神颠倒，寐而不醒，言语失次，脉候浮沉有力者，生；无力及食不入胃，下利不定者，死。

久病人，脉大身瘦，食不充肠，言如不病，坐卧困顿者，死。若饮食进退，脉小而有力，言语轻嘶，额无黑气，大便结涩者，生。

大凡阳病阴证，阴病阳证，身瘦脉大，肥人脉衰，上下交变，阴阳颠倒，冷热相乖，皆属不吉，从者生，逆者死。治疗之法，宜深消息。

生死要论第十三

凡不病而五行绝者，死；不病而性变者，死；不病而暴语妄者，死；不病而暴不语者，死；不病而暴喘促者，死；不病而暴强厥者，死；不病而暴目盲者，死；不病而暴耳聋者，死；不病而暴痿缓者，死；不病而暴肿满者，死；不病而暴大小便结者，死；不病而暴无脉者，死；不病而暴昏冒如醉者，死。此皆内气先尽故也。逆者即死，顺者二年，无有生者也。

病有灾怪论第十四

病有灾怪，何谓也？病者应寒而反热，应热而反寒，应吐而不吐，应泻而不泻，应汗而不汗，应语而不语，应寐而不寐，应水而不水，皆属灾怪也。此乃五脏之气不相随从而致之矣，四逆者不治。四逆者，谓主客运气俱不得时也。

水法有六论第十五

病起于六腑者，阳之系也。阳之发也，或上或下，或内或外，或蓄在中，行之极也。有能歌笑者，有能悲泣者；有能奔走者，有能呻吟者；有自委曲者，有自高贤者；有寤而不寐者，有寐而不寤者；有能食而不便利者，有不能食而便自利者；有能言而声清者，有不能言而声昧者，状各不同，皆生六腑也。

喜其通者，因以通之；喜其塞者，因以塞之；喜其水者，以水济之；喜其冰者，以冰助之。病者之乐，慎勿违背，亦不可强抑之也。如此从顺，则十生其十，百生其百，疾无不愈矣。

火法有五论第十六

病起于五脏者，皆阴之属也。其发也，或偏枯，或痿躄，或外寒而内热，或外热而内寒，或心腹膨胀，或手足拳挛，或口眼不正，或皮肤不仁，或行步艰难，或身体强硬，或吐泻不息，或疼痛不宁，或暴无语，或久无音，绵绵默默，状若死人，如斯之候，备出于阴。

阴之盛也，阳必不足；阳之盛也，阴必不盈。故前论云“阳不足，则助之以火精；阴不足，则济之以水母”者是也。故喜其汗者，汗之；喜其温者，温之；喜其热者，热之；喜其火者，火之；喜其汤者，汤之。温热汤火，亦在其宜，慎勿强之，如是，则万全其万。水火之法，真阴阳也。治救之道，当详明矣。

风中有五生死论第十七

风中有五者，谓肝、心、脾、肺、肾也。五脏之中，其言生死，状各不同。

心风之状，汗自出而好偃，仰卧不可转侧，言语狂妄，若唇正赤者生，宜于心俞灸之。若唇面或青或黄，或白或黑，其色不定，眼瞤动不休者，心绝也，不可救，过五六日即死耳。

肝风之状，青色围目连额上，但坐不得倨偻者，可治；若喘而目直视，唇面俱青者，死。肝风，宜于肝俞灸之。

脾风之状，一身通黄，腹大而满，不嗜食，四肢不收持，若手足未青而面黄者可治，不然即死。脾风，宜于脾俞灸之。

肾风之状，但踞坐而腰脚重痛也，视其胁下未生黄点者可治，不然即死矣。肾风，宜灸肾俞穴也。

肺风之状，胸中气满，冒昧汗出，鼻不闻香臭，喘而不得卧者，可治；若失血及妄语者，不可治，七八日死。肺风，宜于肺俞灸之。

凡诊其脉，滑而散者，风也。缓而大，浮而紧，软而弱，皆属风也。

中风之病，鼻下赤黑相兼，吐沫而身直者，七日死也。

又，中风之病，口噤筋急，脉迟者，生；脉急而数者，死。

又，心脾俱中风，则舌强不能言也；肝肾俱中风，则手足不遂也。

风之厥，皆由于四时不从之气，故为病焉，有瘾疹者，有偏枯者，有失音者，有历节者，有颠厥者，有疼痛者，有聋瞽者，有疮癞者，有胀满者，有喘乏者，有赤白者，有青黑者，有瘙痒者，有狂妄者，皆起于风也。其脉浮虚者，自虚而得之；实大者，自实而得之；弦紧者，汗出而得之；喘乏者，饮酒而得之；癫厥者，自劳而得之；手足不遂者，言语謇涩者，房中而得之；瘾疹者，自卑湿而得之；历节疼痛者，因醉犯房而得之；聋瞽疮癞者，自五味饮食，冒犯禁忌而得之。千端万状，莫离于五脏六腑而生矣，所使之候，配以此耳。

积聚癥瘕杂虫论第十八

积聚、癥瘕、杂虫者，皆五脏六腑真气失而邪气并，遂乃生焉，久之不除也，或积或聚，或癥或瘕，或变为虫，其状各异。有能害人者，有不能害人者；有为病缓者，有为病速者；有疼者，有痒者；有生头足者，有如抔块者，势类不同。盖因内外相感，真邪相犯，气血熏抟，交合而成也。

积者，系于脏也；聚者，系于腑也；癥者，系于气也；瘕者，系于血也；虫者，乃血气食物相感而化也。故积有五，聚有六，癥有十二，瘕有八，虫有九，其名各不同也。积有心、肝、脾、肺、肾之五名也，聚有大肠、小肠、胆、胃、膀胱、三焦之六名也，癥有劳、气、冷、热、虚、实、风、湿、食、药、思、忧之十二名也，瘕有青、黄、燥、血、脂、狐、蛇、鳖之八名也，虫有伏、蛇、白、肉、肺、胃、赤、弱、蛲之九名也。为病之说，出于诸论；治疗之法，皆具于后。

劳伤论第十九

劳者，劳于神气也；伤者，伤于形容也。饥饱无度则伤脾，思虑过度则伤心，色欲过度则伤肾，起居过常则伤肝，喜怒悲愁过度则伤肺。又，风寒暑湿则伤于外，饥饱劳役则败于内；昼感之则病荣，夜感之则病卫，荣卫经行，内外交运，而各从其昼夜也。

劳于一，一起为二，二传于三，三通于四，四干于五，五复犯一。一至于五，邪乃深藏，真气自失，使人肌肉消，神气弱，饮食减，行步艰难。及其如此，虽司命，亦不能生也。故《调神气论》曰：调神气，慎酒色，节起居，省思虑，薄滋味者，长生之大端也。

诊其脉，甚数、甚急、甚细、甚弱、甚微、甚涩、甚滑、甚短、甚长、甚浮、甚沉、甚紧、甚弦、甚洪、甚实，皆生于劳伤。

传尸论第二十

传尸者，非一门相染而成也。人之血气衰弱，脏腑虚羸，中于鬼气，因感其邪，遂成其疾也。其候，或咳嗽不已，或胸膈胀闷，或肢体疼痛，或肌肤消瘦，或饮食不入，或吐利不定，或吐脓血，或嗜水浆，或好歌咏，或爱悲愁，或癫风发歇，或便溺艰难。或因酒食而遇，或因风雨而来，或问病吊丧而得，或朝走暮游而逢；或因气聚，或因血行；或露卧于田野，或偶会于园林，钟此病死之气，染而为疾，故曰传尸也。治疗之方，备于篇末。

论五脏六腑虚实寒热生死逆顺之法第二十一

夫人有五脏六腑，虚实寒热，生死逆顺，皆见于形证脉气，若非诊察，无由识也。虚则补之，实则泻之，寒则温之，热则凉之，不虚不实，以经调之，此乃良医之大法也。其于脉证，具如篇末。

论肝脏虚实寒热生死逆顺脉证之法第二十二

肝者，与胆为表里，足厥阴、少阳是其经也，王于春。

春乃万物之始生，其气嫩而软，虚而宽，故其脉弦软，不可发汗；弱则不可下。弦长曰平，反此曰病。脉虚而弦，是谓太过，病在外，太过则令人善忘，忽忽眩冒；实而微，是谓不及，病在内，不及则令人胸痛，引两胁胀满。

大凡肝实，则引两胁下痛引小腹，令人喜怒；虚，则如人将捕之；其气逆，则头痛，耳聋，颊肿。其脉沉之而急，浮之亦然，主胁肋满，小便难，头痛，目眩；其脉急甚，恶言；微急，气在胸胁下；缓甚，呕逆；微缓，水痹；大急，内痈吐血；微大，筋痹；小甚，多饮；微小，消瘅；滑甚，颓疝；微滑，遗溺；涩甚，流饮；微涩，疭挛也。

又，肝之积气在胁，久不去，为咳逆，或为痎疟也。虚则梦花草茸茸，实则梦山林茂盛。肝之病，旦慧，晚甚，夜静。肝病则头痛，胁痛，目眩，支满，囊缩，小便不利，十日死。

又，身热恶寒，四肢不举，其脉当弦长而急，反短而涩，乃金克木也，十死不治。

又，肝中寒，则两臂痛不能举，舌本燥，多太息，胸中痛，不能转侧，其脉左关上迟而涩者是也；肝中热，则喘满而多怒，目疼，腹胀满，不嗜食，所作不定，睡中惊悸，眼赤，视不明，其脉左关阴实者是也；肝虚冷，则胁下坚痛，目盲，臂痛，发寒热如疟状，不欲食，妇人则月水不来而气急，其脉左关上沉而弱者是也。

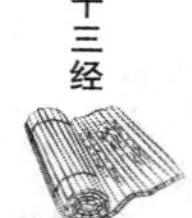

论胆虚实寒热生死逆顺脉证之法第二十三

胆者，中正之腑也，号曰将军，决断出焉，言能喜怒刚柔也，与肝为表里，足少阳是其经也。

虚则伤寒，寒则恐畏，头眩，不能独卧；实则伤热，热则惊悸，精神不守，卧起不宁。

又，玄水发，则其根在于胆，先从头面起，肿至足也。

又，肝咳久不已，则传邪入于胆，呕清苦汁也。

又，胆病，则喜太息，口苦，呕清汁，心中澹澹恐，如人将捕之，咽中介介然，数唾。

又，胆胀，则胁下痛，口苦，太息也。邪气客于胆，则梦斗讼，其脉诊在左手关上浮而得之者，是其部也。胆实热，则精神不守。

又，胆热则多睡，胆冷则无眠。

又，左关上脉阳微者，胆虚也；阳数者，胆实也；阳虚者，胆绝也。

论心脏虚实寒热生死逆顺脉证之法第二十四

心者，五脏之尊号，帝王之称也，与小肠为表里，神之所舍；又主于血，属于火，王于夏，手少阴是其经也。

凡夏脉钩，来盛去衰，故曰钩；反此者病。来盛去亦盛，此为太过，病在外；来衰去盛，此为不及，病在内。太过则令人身热而骨痛，口疮舌焦引水；不及则令人烦躁，上为咳唾，下为气泄。

其脉来累累如连珠，如循琅玕，曰平；脉来累累连属，其中微曲，曰病；来前曲后倨，如操带钩，曰死。

又，思虑过多则怵惕，怵惕伤心，心伤则神失，神失则恐惧。

又，真心痛，手足寒过节五寸，则旦得夕死，夕得旦死。

又，心有水气则痹，气滞身肿，不得卧，烦而躁，其阴肿也。

又，心中风，则翕翕发热，不能行立，心中饥而不能食，食则吐呕。

夏，心王，左手寸口脉洪浮大而散，曰平；反此则病。若沉而滑者，水来克火，十死不治；弦而长者，木来归子，其病自愈；缓而大者，土来入火，为微邪相干，无所害。

又，心病，则胸中痛，四肢满胀，肩背臂膊皆痛。虚则多惊悸，惕惕然无眠，胸腹及腰背引痛，喜悲，时眩仆。心积气，久不去，则苦忧烦，心中痛。实则喜笑不息，梦火发。心气盛，则梦喜笑及恐畏。邪气客于心，则梦山邱烟火。心胀，则心烦短气，夜卧不宁，心腹痛，懊憹，肿气来往上下行，痛有时休作，心腹中热，喜水涎出，是蛔咬心也。

心病则日中慧，夜半甚，平旦静。

又，左手寸口脉大甚，则手内热赤；肿太甚，则胸中满而烦，澹澹，面赤目黄也。

又，心病，则先心痛，而咳不止，关格不通，身重不已，三日死。心虚，则畏人，瞑目欲眠，精神不倚，魂魄妄乱。

心脉沉小而紧浮，主气喘。若心下气坚实不下，喜咽干，手热，烦满，多忘，太息，此得之思忧太过也。其脉急甚，则发狂笑；微缓，则吐血；大甚，则喉痹；微大，则心痛引背，善泪出；小甚，则哕；微小，则笑，消瘅；滑甚，则为渴；微滑，则心疝，引脐腹鸣；涩甚，则喑不能言；微涩，则血溢，手足厥，耳鸣，癫疾。

又，心脉抟坚而长，主舌强不能言；软而散，当慑怯不食也；又，急甚则心疝，脐下有病形，烦闷少气，大热上煎。

又，心病，狂言，汗出如珠，身厥冷，其脉当浮而大，反沉濡而滑；其色当赤，今反黑者，水克火，十死不治。

又，心之积，沉之而空空然，时上下往来无常处，病胸满悸，胸腹中热，颊赤咽干，心烦，掌中热，甚则呕血，夏差冬甚。宜急疗之，止于旬日也。

又，赤黑色入口必死也，面黄目赤者亦死，赤如衃血亦死。

又，忧恚思虑太过，心气内索，其色反和而盛者，不出十日死。

扁鹊曰：心绝则一日死。色见凶多，而人虽健敏，名为行尸，一岁之中，祸必至矣。

又，其人语声前宽而后急，后声不接前声，其声浊恶，其口不正，冒昧喜笑，此风入心也。

又，心伤则心坏，为水所乘，身体手足不遂，骨节解舒，缓不自由，下利无休息。此疾急宜治之，不过十日而亡也。

又，笑不待呷而复忧，此水乘火也。阴系于阳，阴起阳伏，伏则生热，热则生狂，冒昧妄乱，言语错误，不可采闻，心已损矣。

扁鹊曰：其人唇口赤即可治，青黑即死。

又，心疟，则先烦而后渴，翕翕发热也，其脉浮紧而大者是也。心气实，则小便不利，腹满，身热而重，温温欲吐，吐而不出，喘息急，不安卧，其脉左寸口与人迎皆实大者是也。心虚，则恐惧多惊，忧思不乐，胸腹中苦痛，言语战栗，恶寒恍惚，面赤目黄，喜衄血，诊其脉左右寸口两虚而微者是也。

论小肠虚实寒热生死逆顺脉证之法第二十五

小肠者，受盛之腑也，与心为表里，手太阳是其经也。

心与小肠绝者，六日死，绝则发直如麻，汗出不已，不得屈伸者是也。

又，心咳久不已，则传小肠，小肠咳，则气咳俱出也。小肠实则伤热，热则口生疮；虚则生寒，寒则泄脓血，或泄黑水，其根在小肠也。

又，小肠寒则下肿，重有热，久不出，则渐生痔疾。有积，则当暮发热，明旦而止也。病气发，则令人腰下重，食则窘迫而便难，是其候也。小肠胀，则小腹䐜胀，引腹而痛也。

厥邪入小肠，则梦聚井邑中，或咽痛颔肿，不可回首，肩如杖，脚如折也。

又，黄帝曰：心者，主也，神之舍也，其脏周密而不伤；伤，神去，神去则身亡矣。故人心多不病，病即死，不可治也。惟小肠受病多矣。

又，左手寸口阳绝者，无小肠脉也，六日死，病脐痹，小腹中有疝瘕也。左手寸口脉实大者，小肠实也，有热邪，则小便赤涩。

又，实热则口生疮，身热去来，心中烦满，体重。

又，小肠主于舌之官也，和则能言而机关利健，善别其味也；虚则左寸口脉浮而微软，弱不禁按，病为惊狂无所守，下空空然，不能语者是也。

论脾脏虚实寒热生死逆顺脉证之法第二十六

脾者，土也，谏议之官，主意与智，消磨五谷，寄在其中，养于四旁，王于四季，正王长夏，与胃为表里，足太阴是其经也。

扁鹊曰：脾病则面色萎黄，实则舌强直，不嗜食，呕逆，四肢缓；虚则精不胜，元气乏，失溺不能自持。

其脉来似水之流，曰太过，病在外；其脉来如鸟之距，曰不及，病在内。太过则令人四肢沉重，语言謇涩；不及，令人中满不食，乏力，手足缓弱不遂，涎引口出，四肢肿胀，溏泻不时，梦中饮食。脾脉来而和柔，去似鸡距践地，曰平；脉来实而满，稍数，如鸡举足，曰病。

又，如雀之喙，如鸟之距，如屋之漏，曰死。

中风则翕翕发热，状若醉人，腹中烦满，皮肉瞤瞤，短气者是也。

王时，其脉阿阿然缓，曰平；反弦急者，肝来克脾，真鬼相遇，大凶之兆；反微涩而短者，肺来乘脾，不治而自愈；反沉而滑者，肾来从脾，亦为不妨；反浮而洪，心来生脾，不为疾耳。

脾病，面黄体重，失便，目直视，唇反张，手足爪甲青，四肢逆，吐食，百节疼痛不能举，其脉当浮大而缓，今反弦急，其色当黄而反青，此十死不治也。

又，脾病，其色黄，饮食不消，心腹胀满，身体重，肢节痛，大便硬，小便不利，其脉微缓而长者，可治。脾气虚，则大便滑，小便利，汗出不止，五液注下，为五色注利下也。

又，积在中，久不愈，则四肢不收，黄疸，饮食不为肌肤，气满胀而喘不定也。

又，脾实则时梦筑垣墙盖屋，脾盛则梦歌乐，虚则梦饮食不足。厥邪客于脾，则梦大泽丘陵，风雨坏屋。

脾胀，则善哕，四肢急，体重，不食，善噫。

脾病则日昳慧，平旦甚，日中持，下晡静。

脉急甚，则瘈疭；微急，则胸膈中不利，食入而还出；脉缓甚，则痿厥；微缓，则风痿，四肢不收；大甚，则击仆；微大，则脾疝气，裹大脓血在胃肠之外；小甚，则寒热作；微小，则消瘅；滑甚，则颓疝；微滑，则虫毒，肠鸣，中热；涩甚，则肠颓；微涩，则内溃，下脓血。

脾脉之至也，大而虚，则有积气在腹中，有厥气，名曰厥疝。女子同法。得之四肢汗出当风也，脾绝则十日死；又，脐凸者亦死。唇焦枯，无纹理而青黑者，脾先绝也。

脾病，面黄目赤者，可治；青黑色入口，则半岁死；色如枳实者，一月死。吉凶休否皆见其色，出于部分也。

又，口噤唇黑，四肢重如山，不能自收持，大小便利无休歇，食饮不入，七日死。又，唇虽痿黄，语声啭啭者，可治。

脾病疟气久不去，腹中痛鸣，徐徐热汗出，其人本意宽缓，今忽反常而嗔怒，正言而鼻笑，不能答人者，此不过一月，祸必至矣。

又，脾中寒热，则皆使人腹中痛，不下食。

又，脾病，则舌强语涩，转筋卵缩，牵阴股，引髀痛，身重，不思食，鼓胀，变则水泄，不能卧者，死不治也。

脾正热则面黄目赤，季胁痛满也；寒则吐涎沫而不食，四肢痛，滑泄不已，手足厥，甚则颤栗如疟也。临病之时，要在明证详脉，然后投汤丸，求其痊损耳。

论胃虚实寒热生死逆顺脉证之法第二十七

胃者，腑也，又名水谷之海，与脾为表里。胃者，人之根本也，胃气壮则五脏六腑皆壮，足阳明是其经也。

胃气绝，则五日死；实则中胀便难，肢节疼痛，不下食，呕吐不已；虚则肠鸣胀满，引水滑泄；寒则腹中痛，不能食冷物；热则面赤如醉，人四肢不收持，不得安卧，语狂目乱，便硬者是也。病甚则腹胁胀满，吐逆不入食，当心痛，上下不通，恶闻食臭，嫌人语，振寒，喜伸欠。

胃中热则唇黑，热甚则登高而歌，弃衣而走，颠狂不定，汗出额上，鼽衄不止。虚极则四肢肿满，胸中短气，谷不化，中消也。胃中风则溏泄不已。胃不足则多饥不消食。病人鼻下平则胃中病，渴者不可治。

胃脉抟坚而长，其色黄赤者，当病折腰；其脉软而散者，病食痹。右关上脉浮而大者，虚也；浮而短涩者，实也；浮而微滑者，亦实也；浮而迟者，寒也；浮而数者，热也。虚实寒热生死之法，察而端谨，则成神妙也。

论肺脏虚实寒热生死逆顺脉证之法第二十八

肺者，魄之舍，生气之源，号为上将军，乃五脏之华盖也。外养皮毛，内荣肠胃，与大肠为表里，手太阴是其经也。肺气通于鼻，和则能知香臭矣。

有寒则善咳，实则鼻流清涕。凡虚实寒热，则皆使人喘嗽。实则梦刀兵恐惧，肩息，胸中满；虚则寒热，喘息，利下，少气力，多悲感。

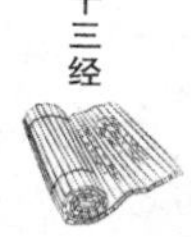

王于秋，其脉浮而毛，曰平。又，浮而短涩者，肺脉也。其脉来毛而中央坚，两傍虚，曰太过，病在外；其脉来毛而微，曰不及，病在内。太过则令人气逆，胸满，背痛；不及则令人喘呼而咳，上气见血，下闻病音。

又，肺脉厌厌聂聂，如落榆荚，曰平；来不上不下，如循鸡羽，曰病；来如物之浮，如风吹鸟背上毛者，死。真肺脉至，大而虚，又如以毛羽中人皮肤，其色赤，其毛折者，死。又，微毛曰平，毛多曰病，毛而眩者曰春病，眩甚曰即病。

又，肺病，吐衄血，皮热，脉数，颊赤者，死也。又，久咳而见血，身热而短气，脉当涩，今反浮大；色当白，今反赤者，火克金，十死不治也。

肺病喘咳，身但寒无热，脉迟微者，可治。秋王于肺，其脉当浮涩而短，曰平；而反洪大而长，是火刑金，亦不可治；又得软而滑者，肾来乘肺，不治自愈；反浮大而缓者，是脾来生肺，不治而差；反弦而长者，是肺被肝从，为微邪，虽病不妨。

虚则不能息，耳重嗌干，喘咳上气，胸背痛。有积，则胁下胀满。中风，则口燥而喘，身运而重汗出，而冒闷，其脉按之虚弱如葱叶，下无根者死。中热则唾血，其脉细紧、浮数、芤滑，皆失血病，此由燥扰、嗔怒、劳伤得之，气壅结所为也。肺胀，则其人喘咳，而目如脱，其脉浮大者是也。

又，肺痿，则吐涎沫，而咽干欲饮者，为愈；不饮，则未差。

又，咳而遗溺者，上虚不能制下也。其脉沉浊者，病在内；浮清者，病在外。

肺死，则鼻孔开而黑枯，喘而目直视也。又，肺绝则十二日死，其状足满，泻痢不觉出也，面白目青，此谓乱经。此虽天命，亦不可治。

又，饮酒当风，中于肺则咳嗽喘闷，见血者不可治，无血者可治；面黄目白者可治，肺病颊赤者死。

又，言音喘急，短气好唾，此为真鬼相害，十死十，百死百，大逆之兆也。

又，阳气上而不降，燔于肺，肺自结邪，胀满喘急，狂言瞑目，非常所说，而口鼻张，大小便头俱胀，饮水无度。此因热伤于肺，肺化为血，不可治，则半岁死。

又，肺疟使人心寒，寒甚则发热，寒热往来，休作不定，多惊咳喘，如有所见者是也，其脉浮而紧。又，滑而数；又，迟涩而小，皆为肺疟之脉也。

又，其人素声清而雄者，暴不响亮，而拖气用力，言语难出，视不转睛，虽未为病，其人不久。

又，肺病，实则上气，喘急咳嗽，身热脉大也；虚则力乏喘促，右胁胀，语言气短者是也。

又，乍寒乍热，鼻塞，颐赤，面白，皆肺病之候也。

论大肠虚实寒热生死逆顺脉证之法第二十九

大肠者，肺之腑也，为传送之司，号监仓之官。肺病久不已，则传入大肠。手阳明是其经也。

寒则泄，热则结，绝则泄利无度，利绝而死也。热极则便血。又，风中大肠，则下血。又，实热则胀满，而大便不通；虚寒则滑泄不定，大肠乍虚乍实，乍来乍去。寒则溏泄，热则垢重，有积物则寒栗而发热，有如疟状也。积冷不去，则当脐而痛，不能久立，痛已则泄白物是也。虚则喜满，喘咳，而喉咽中如核妨矣。

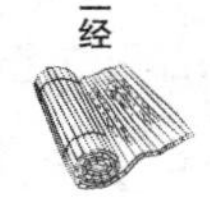

卷中

论肾脏虚实寒热生死逆顺脉证之法第三十

肾者，精神之舍，性命之根，外通于耳，男以闭精，女以包血，与膀胱为表里，足少阴、太阳是其经也。肾气绝，则不尽其天命而死也。王于冬。

其脉沉濡曰平，反此者病。其脉弹石，名曰太过，病在外；其去如数者，为不及，病在内。太过则令人解㑊，令人体瘠而少气不欲言；不及则令人心悬如饥，眇中清，脊中痛，少肠腹满，小便滑，变赤黄色也。

又，肾脉来喘喘累累如钩，按之而坚，曰平。又，来如引葛，按之益坚，曰病。来如转索，辟辟如弹石，曰死。又，肾脉但石，无胃气，亦死。

肾有水，则腹大脐肿，腰重痛，不得溺，阴下湿如牛鼻头汗出，是为逆寒，大便难，其面反瘦也。

肾病，手足逆冷，面赤目黄，小便不禁，骨节烦痛，小腹结痛，气上冲心。脉当沉细而滑，今反浮大而缓；其色当黑，其今反者，是土来克水，为大逆，十死不治也。

又，肾病面色黑，其气虚弱，翕翕少气，两耳若聋，精自出，饮食少，小便清，膝下冷，其脉沉滑而迟，为可治。

又，冬脉沉濡而滑曰平，反浮涩而短，肺来乘肾，虽病易治；反弦细而长者，肝来乘肾，不治自愈；反浮大而洪，心来乘肾，不为害。

肾病，腹大胫肿，喘咳身重，寝汗出，憎风；虚则胸中痛，大腹小腹痛，清厥，意不乐也。

阴邪入肾，则骨痛，腰上引项脊背疼，此皆举重用力，及遇房汗出，当风浴水，或久立则伤肾也。

又，其脉急甚，则肾痿，瘕疾；微急，则沉厥，贲豚，足不收；缓甚，则折脊；微缓，则洞泄，食不化，入咽还出；大甚，则阴痿；微大，则石水，起脐下，至小腹，其肿埵埵然，而上至胃脘者，死不治；小甚，则洞泄；微小，则消瘅；滑甚，则癃㿉；微滑，则骨痿，坐弗能起，目视见花；涩甚，则大壅塞；微涩，则不月，疾痔。

又，其脉之至也，上坚而大，有积气在阴中及腹内，名曰肾痹，得之因浴冷水而卧。脉来沉而大坚，浮而紧，苦手足骨肿厥，阴痿不起，腰背疼，小腹肿，心下水气，时胀满而洞泄，此皆浴水中身未干而合房得之也。

虚则梦舟溺人，得其时，梦伏水中，若有所畏。盛实则梦腰脊离解不相属。厥邪客于肾，则梦临深投水中。肾胀则腹痛满引背，怏怏然腰痹痛。

肾病，夜半慧，四季甚，下晡静。

肾生病，则口热舌干咽肿，上气嗌干，及心烦而痛，黄疸，肠澼，痿厥，腰脊背急痛，嗜卧，足下热而痛，胻酸。病久不已，则腿筋痛，小便闭，而两胁胀支满，目盲者，死。

肾之积，苦腰脊相引而疼，饥见饱减，此肾中寒结在脐下也。诸积大法，其脉来细软而附骨者是也。

又，面黑目白，肾已内伤，八日死。又，阴缩，小便不出，出而不快者，亦死。又，其色青黄，连耳左右，其人年三十许，百日死；若偏在一边，一月死。

实则烦闷，脐下重；热则口舌干焦，而小便涩黄；寒则阴中与腰脊俱疼，面黑耳干，哕而不食，或呕血者是也。又，喉中鸣，坐而喘咳，唾血出，亦为肾虚，寒气欲绝也。寒热虚实既明，详细调救，即十可十全之道也。

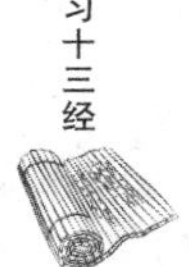

论膀胱虚实寒热生死逆顺脉证之法第三十一

膀胱者，津液之腑，与肾为表里，号曰水曹掾，又名玉海，足太阳是其经也。总通于五腑，所以五腑有疾，即应膀胱；膀胱有疾，即应胞囊也。

伤热则小便不利，热入膀胱，则其气急而苦，小便黄涩也；膀胱寒，则小便数而清也。

又，石水发，则其根在膀胱，四肢瘦小，其腹胀大者是也。

又，膀胱咳久不已，则传入三焦，肠满而不欲饮食也。然上焦主心肺之病，人有热则食不入，胃寒则精神不守，泄利不止，语声不出也。实则上绝于心，气不行也；虚则引起气之于肺也。其三焦之气和，则五脏六腑皆和，逆则皆逆。

膀胱中有厥阴气，则梦行不快。满胀，则小便不下，脐下重闷，或肩痛也。

绝则三日死，死时鸡鸣也。

其三焦之论，备云于后。

论三焦虚实寒热生死逆顺脉证之法第三十二

三焦者，人之三元之气也，号曰中清之腑，总领五脏六腑，荣卫经络，内外左右上下之气也。三焦通，则内外左右上下皆通也，其于周身灌体，和内调外，荣左养右，导上宣下，莫大于此者也。又名玉海、水道，上则曰三管，中则名霍乱，下则曰走哺，名虽三，而归一，有其名而无形者也。亦号曰孤独之腑。而卫出于上，荣出于中。上者，络脉之系也；中者，经脉之系也；下者，水道之系也。亦又属膀胱之宗始，主通阴阳，调虚实。呼吸有病，则苦腹胀，气满，小腹坚，溺而不得，便而窘迫也。溢则作水，留则为胀。足太阳是其经也。

又，上焦实热，则额汗出而身无汗，能食而气不利，舌干口焦咽闭之类，腹胀，时时胁肋痛也。寒则不入食，吐酸水，胸背引痛，嗌干，津不纳也。实则食已还出，膨膨然不乐。虚则不能制下，遗便溺，而头面肿也。

中焦实热，则上下不通，腹胀而喘咳，下气不上，上气不下，关格而不通也。寒则不痢不止，食饮不消而中满也。虚则肠鸣鼓胀也。

下焦实热，则小便不通而大便难，苦重痛也。虚寒，则大小便泄下而不止。

三焦之气和则内外和，逆则内外逆，故云“三焦者，人之三元之气也”，宜修养矣。

论痹第三十三

痹者，风寒暑湿之气，中于人脏腑之为也。入腑则病浅易治，入脏则病深难治。而有风痹，有寒痹，有湿痹，有热痹，有气痹，而又有筋、骨、血、肉、气之五痹也。大凡风寒暑湿之邪入于肝则名筋痹，入于肾则名骨痹，入于心则名血痹，入于脾则名肉痹，入于肺则名气痹，感病则同，其治乃异。

痹者，闭也。五脏六腑，感于邪气，乱于真气，闭而不仁，故曰痹病。或痛或痒，或淋或急，或缓而不能收持，或拳而不能舒张，或行立艰难，或言语謇涩，或半身不遂，或四肢拳缩，或口眼偏邪，或手足欹侧，或能行步而不能言语，或能言语而不能行步，或左偏枯，或右壅滞，或上不通于下，或下不通于上，或大腑闭塞，或小便秘涩，或左右手疼痛，或得疾而即死，或感邪而未亡，或喘满而不寐，或昏冒而不醒，种种诸症，皆出于痹也。痹者，风寒暑湿之气中于人，则使之然也。其于脉候形证，治疗之法，亦各不同焉。

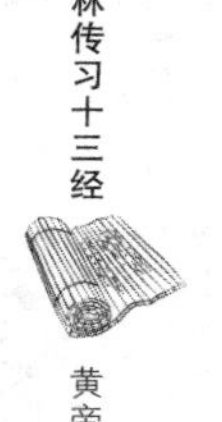

论气痹第三十四

气痹者，愁忧思喜怒过多，则气结于上，久而不消则伤肺，肺伤则生气渐衰，则邪气愈胜，留于上则胸腹痹而不能食，注于下则腰脚重而不能行，攻于左则左不遂，冲于右则右不仁，贯于舌则不能言，遗于肠中则不能溺，壅而不散则痛，流而不聚则麻。真经既损，难以医治；邪气不胜，易为痊愈，其脉右手寸口沉而迟涩者是也。宜节忧思以养气，慎喜怒以全真，此最为良法也。

论血痹第三十五

血痹者，饮酒过多，怀热太盛，或寒折于经络，或湿犯于荣卫，因而血抟，遂成其咎。故使人血不能荣于外，气不能养于内，内外已失，渐渐消削，左先枯则右不能举，右先枯则左不能伸，上先枯则上不能制于下，下先枯则下不能克于上，中先枯则不能通疏，百证千状，皆失血也。其脉左手寸口脉结而不流利，或如断绝者是也。

论肉痹第三十六

肉痹者，饮食不节，膏粱肥美之所为也。脾者肉之本，脾气已失则肉不荣，肉不荣则肌肤不滑泽，肌肉不滑泽则腠理疏，则风寒暑湿之邪易为入，故久不治则为肉痹也。肉痹之状，其先能食而不能充悦四肢，缓而不收持者是也。其右关脉举按皆无力，而往来涩者是也。宜节饮食以调其脏，常起居以安其脾，然后依经补泻，以求其愈尔。

论筋痹第三十七

筋痹者，由怒叫无时，行步奔急，淫邪伤肝，肝失其气，因而寒热所客，久而不去，流入筋会，则使人筋急，而不能行步舒缓也，故曰筋痹。宜活血以补肝，温气以养肾，然后服饵汤丸，治得其宜，即疾瘳已，不然则害人矣。其脉左关中弦急而数，浮沉有力者是也。

论骨痹第三十八

骨痹者，乃嗜欲不节，伤于肾也，肾气内消则不能关禁，不能关禁则中上俱乱，中上俱乱则三焦之气痞而不通，三焦痞而饮食不糟粕，饮食不糟粕则精气日衰，精气日衰则邪气妄入，邪气妄入则上冲心舌，上冲心舌则为不语，中犯脾胃则为不充，下流腰膝则为不遂，傍攻四肢则为不仁。寒在中则脉迟，热在中则脉数，风在中则脉浮，湿在中则脉濡，虚在中则脉滑。其证不一，要在详明，治疗法列于后章。

论治中风偏枯之法第三十九

人病中风偏枯，其脉数而面干黑黧，手足不遂，语言謇涩，治之奈何？在上则吐之，在中则泻之，在下则补之，在外则发之，在内则温之按之熨之也。吐，谓出其涎也；泻，谓通其塞也；补，谓益其不足也；发，谓发其汗也；温，谓驱其湿也；按，谓散其气也；熨，谓助其阳也。治之，各合其宜，安可一揆？在求其本。脉浮则发之，脉滑则吐之，脉伏而涩则泻之，脉紧则温之，脉迟则熨之，脉闭则按之。要察其可否，故不可一揆而治者也。

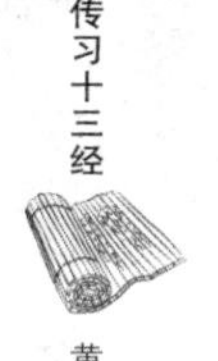

论五丁状候第四十

五丁者，皆由喜怒忧思，冲寒冒热，恣饮醇酒，多嗜甘肥，毒鱼酢酱，色欲过度之所为也。畜其毒邪，浸渍脏腑，久不摅散，始变为丁。其名有五，一曰白丁，二曰赤丁，三曰黄丁，四曰黑丁，五曰青丁。

白丁者，起于右鼻下，初起如粟米，根赤头白，或顽麻，或痛痒，使人憎寒头重，状若伤寒，不欲食，胸膈满闷，喘促昏冒者死，未者可治。此疾不过五日，祸必至矣。宜急治之。

赤丁在舌下，根头俱赤，发，痛，舌本硬，不能言，多惊，烦闷，恍惚，多渴引水不休，小便不通，发狂者死，未者可治。此疾不过七日，祸必至也，不可治矣。大人、小儿皆能患也。

黄丁者，起于唇齿龈边，其色黄，中有黄水，发则令人多食而还出，手足麻木，涎出不止，腹胀而烦，多睡不寐者死，未者可治。

黑丁者，起于耳前，状如瘢痕，其色黑，长减不定，使人牙关急，腰脊脚膝不仁，不然即痛。亦不出三岁，祸必至矣，不可治也。此由肾气渐绝故也，宜慎欲事。

青丁者，起于目下，始如瘤瘢，其色青，硬如石，使人目昏昏然无所见，多恐悸惕，睡不安宁，久不已则令人目盲或脱精。有此，则不出一年，祸必至矣。

白丁者，其根在肺；赤丁者，其根在心；黄丁者，其根在脾；黑丁者，其根在肾；青丁者，其根在肝。五丁之候，最为巨疾，不可不察也。治疗之法，一一如下。

论痈疽疮肿第四十一

夫痈疽疮肿之所作也，皆五脏六腑畜毒不流则生矣，非独因荣卫壅塞而发者也。其行也有处，其主也有归。假令发于喉舌者，心之毒也；发于皮毛者，肺之毒也；发于肌肉者，脾之毒也；发于骨髓者，肾之毒也；发于下者，阴中之毒也；发于上者，阳中之毒也；发于外者，六腑之毒也；发于内者，五脏之毒也。故内曰坏，外曰溃，上曰从，下曰逆。发于上者得之速，发于下者得之缓，感于六腑则易治，感于五脏则难瘳也。

又，近骨者多冷，近肤者多热。近骨者久不愈，则化血成蛊；近肤者久不愈，则传气成漏。成蛊则多痒而少痛，或先痒后痛；成漏则多痛而少痒，或不痛或不痒。内虚外实者，多痒而少痛；外虚内实者，多痛而少痒。血不止者则多死，脓疾溃者则多生。或吐逆无度，饮食不时，皆痈疽之使然也。种候万万，端要凭详；治疗之法，列在后篇。

论脚弱状候不同第四十二

人之病脚气，与气脚之为异，何也？谓人之喜怒忧思，寒热邪毒之气，自内而注入于脚，则名气脚也；风寒暑湿邪毒之气，从外而入于脚膝，渐传于内，则名脚气也。然内外皆以邪夺正，故使人病形颇相类例。其于治疗，亦有上下先后也，故分别其目。若一揆而不察其由，则无理致其瘳也。

夫喜怒忧思，寒热邪毒之气流入肢节，或注于脚膝，其状类诸风、历节、偏枯、痈肿之证，但入于脚膝，则谓之气脚也。若从外而入于足，从足而入脏者，乃谓之脚气也。气脚者，先治内而次治外；脚气者，先治外而次治内。实者利之，虚者益之。

又，人之病脚气多者，何也？谓人之心肺二经起于手，脾肾肝三经起于足，手则清邪中之，足则浊邪中之。人身之苦者，手足耳，而足则最重艰苦，故风寒暑湿之气多中于足，以此脚气之病多也。然而得之病者，从渐而生疾，但始萌而不悟，悟亦不晓。医家不为脚气，将为别疾治疗，不明因循，至大身居危地。本从微起，浸成巨候，流入脏腑，伤于四肢、头项、腹背也。而疾未甚，终不能知觉也。特因他而作，或如伤寒，或如中暑，或腹背疼痛，或肢节不仁，或语言错乱，或精神昏昧，或时喘乏，或暴盲聋，或饮食不入，或脏腑不通，或挛急不遂，或舒缓不收，或口眼牵搐，或手足颤掉，种种多状，莫有达者。故使愚俗束手受病，死无告陈，

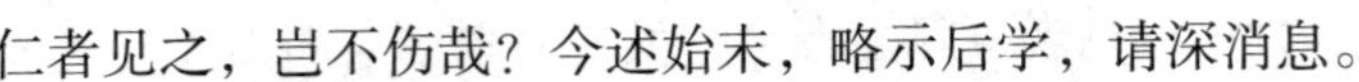
仁者见之，岂不伤哉？今述始末，略示后学，请深消息。

至如醉入房中，饱眠露下，当风取凉，对月贪欢，沐浴未干而熟睡，房室才罢而冲轩，久立于低湿，久伫于水涯，冒雨而行，渎寒而寝，劳伤汗出，食饮悲生，犯诸禁忌，因成疾矣。其于不正之气，中于上则害于头目，害于中则蛊于心腹，形于下则灾于腰脚，及于旁则妨于肢节，千状万证，皆属于气脚；但起于脚膝，乃谓脚气也。

形候脉证，亦在详明。其脉浮而弦者，起于风；濡而弱者，起于湿；洪而数者，起于热；迟而涩者，起于寒；滑而微者，起于虚；牢而坚者，起于实。在于上则由于上，在于下则由于下，在于中则生于中。结而因气，散则因忧，紧则因怒，细则因悲。风者，汗之而愈；湿者，温之而愈；热者，解之而愈；寒者，熨之而愈。虚者补之，实者泻之，气者流之，忧者宽之，怒者悦之，悲者和之。能通此者，乃谓之良医。

又，脚气之病，传于心肾，则十死不治。入心则恍惚忘谬，呕吐食不入，眠不安宁，口眼不定，左手寸口脉乍大乍小，乍有乍无者是也；入肾则腰脚俱肿，小便不通，呻吟不绝，目额皆见黑色，气时上冲胸腹而喘，其左手尺中脉绝者是也，切宜详审矣。

论水肿脉证生死候第四十三

人中百病，难疗者莫过于水也。水者，肾之制也。肾者，人之本也。肾气壮则水还于海，肾气虚则水散于皮。又，三焦壅塞，荣卫闭格，血气不从，虚实交变，水随气流，故为水病。有肿于头目者，有肿于腰脚者，有肿于四肢者，有肿于双目者，有因嗽而发者，有因劳而生者，有因凝滞而起者，有因虚乏而成者，有因五脏而出者，有因六腑而来者，类目多种，而状各不同。所以难治者，由此百状，人难晓达；纵晓其端，则又苦人以骄恣，不循理法，触冒禁忌，弗能备矣。故人中水疾，死者多矣。

水有十名，具于篇末。一曰青水，二曰赤水，三曰黄水，四曰白水，五曰黑水，六曰玄水，七曰风水，八曰石水，九曰里水，十曰气水。

青水者，其根起于肝，其状先从面肿，而渐行一身也。

赤水者，其根起于心，其状先从胸肿起也。

黄水者，其根起于脾，其状先从腹肿也。

白水者，其根起于肺，其状先从脚肿而上，气喘嗽也。

黑水者，其根起于肾，其状先从足趺肿。

玄水者，其根起于胆，其状先从头面起，肿而至足者是也。

风水者，其根起于胃，其状先从四肢起，腹满大而通身肿也。

石水者，其根在膀胱，其状起脐下而腹独大是也。

里水者，其根在小肠，其状先从小腹胀而不肿，渐渐而肿也。

气水者，其根在大肠，其状乍来乍去，乍盛乍衰者是也。

此良由上下不通，关窍不利，气血否格，阴阳不调而致之也。其脉洪大者可治，微细者不可治也。

又，消渴之疾，久不愈，令人患水气。其水临时发散，归于五脏六腑，则生为病也。消渴者，因冒风冲热，饥饱失节，饮酒过量，嗜欲伤频，或饵金石，久而积成，使之然也。

论诸淋及小便不利第四十四

诸淋与小便不利者，皆由五脏不通，六腑不和，三焦痞涩，荣卫耗失，冒热饮酒，过醉入房，竭散精神，劳伤气血，或因女色兴而败精不出，或因迷宠不已而真髓多输，或惊惶不次，或思虑未宁，或饥饱过时，或奔驰才定，或隐忍大小便，或发泄久兴，或寒入膀胱，或暑中胞囊，伤兹不慎，致起斯疾。状候变异，名亦不同，则有冷、热、气、劳、膏、砂、虚、实之八种耳。

冷淋者，小便数，色白如泔也。

热淋者，小便涩，而色赤如血也。

气淋者，脐腹满闷，小便不通利而痛也。

劳淋者，小便淋沥不绝，如水之滴漏而不断绝也。

膏淋者，小便中出物如脂膏也。

砂淋者，腹脐中隐痛，小便难，其痛不可忍，须臾从小便中下如砂石之类，有大者如皂子，或赤或白，色泽不定。此由肾气弱而贪于女色，房而不泄，泄而不止，虚伤真气，邪热渐强，结聚而成砂。又如以水煮盐，

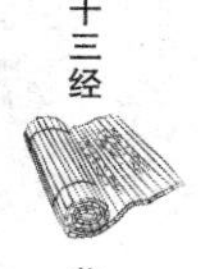

火大水少，盐渐成石之类。谓肾者水也，咸归于肾，水消于下，虚热日甚，煎结而成此，非一时而作也。盖远久乃发，成即五岁，败即三年，壮人五载，祸必至矣。宜乎急攻。八淋之中，唯此最危，其脉盛大而实者可治，虚小而涩者不可治。

虚者，谓肾与膀胱俱虚，而精滑梦泄，小便不禁者也。

实则谓经络闭涩，水道不利，而茎痛腿酸者也。

又，诸淋之病，与淋相从者活，反者死凶。治疗之际，亦在详酌耳。

论服饵得失第四十五

石之与金，有服饵得失者，盖以其宜与不宜也。或草或木，或金或石，或单方得力，或群队获功，或金石毒发而致毙，或草木势助而能全，其验不一者，何也？其本实者，得宣通之性，必延其寿；其本虚者，得补益之情，必长其年。虚而过泻，实乃更增，千死其千，万殁其万，则决然也。

又有年少之辈，富贵之人，恃其药力，恣其酒欲，夸弄其术，暗使精神内损，药力扶持，忽然疾作，何能救疗？如是之者，岂知灾从内发，但恐药饵无微功，实可叹哉！

其于久服方药，在审其宜，人药相合，效岂妄邪？假如脏不足则补其脏，腑有余则泻其腑，外实则理外，内虚则养内，上塞则引上，下塞则通下，中结则解中，左病则治左，右病则治右。上下、左右、内外、虚实，各称其法，安有横夭者也？故药无不效，病无不愈者，切务于谨察矣。

辨三痞论并方第四十六

金石草木，单服皆可以不死者。有验、无验，在乎有志、无志也。虽能久服，而有其药热壅塞而不散，或上或下，或痞或涩，各有其候，请速详明。用其此法，免败其志，皆于寿矣。谨论候并方，具在后篇。

辨上痞候并方

上痞者，头眩目昏，面赤心悸，肢节痛，前后不仁，多痰短气，惧火喜寒，又状若中风之类者是也。宜用后方：

桑白皮（阔一寸，长一尺） 槟榔（一枚） 木通（一尺，去皮） 大黄（三分，湿纸煨） 黄芩（一分） 泽泻（二两）

上锉为粗末，水五升，熬取三升，取清汁，分二服，食后临卧服。

辨中痞候并方

中痞者，肠满，四肢倦，行立艰难，食已呕吐，冒昧，减食或渴者是也。宜用后方：

大黄（一两，湿纸十重包裹，煨令香熟，切作片子） 槟榔（一枚） 木香（一分）

上为末，生蜜为圆，如桐子大。每服三十圆，生姜汤下，食后、日午，日进二服；未减，加之；效，即勿再服。

附方：

桂（五钱，不见火） 槟榔（一个） 黑牵牛（四两。生，为末，二两）

上为末，蜜酒调二钱，以和为度。

辨下痞候并方

下痞者，小便不利，脐下满硬，语言謇滞，腰背疼痛，脚重不能行立者是也。宜用后方：

瞿麦头子（一两） 官桂（一分） 甘遂（三分） 车前子（一两，炒）

上件为末，以獖猪肾一个，去筋膜，薄批开，入药末二钱，匀糁，湿纸裹，慢火煨熟，空心细嚼，温酒送下，以大利为度。小便未利，脐腹未软，更服。

附方：

葱白一寸，去心，入硇砂末一钱，安葱心中，两头以线子系之，湿纸包，煨熟，用冷醇酒送下，空心服，以效为度。

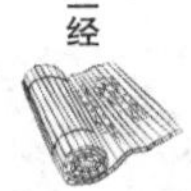

论诸病治疗交错致于死候第四十七

夫病者，有宜汤者，有宜圆者，有宜散者，有宜下者，有宜吐者，有宜汗者，有宜灸者，有宜针者，有宜补者，有宜按摩者，有宜导引者，有宜蒸熨者，有宜澡洗者，有宜悦愉者，有宜和缓者，有宜水者，有宜火者，种种之法，岂能一也？若非良善精博，难为取愈。其庸下识浅，乱投汤圆，下汗补吐，动使交错，轻者令重，重者令死，举世皆然。

且汤可以荡涤脏腑，开通经络，调品阴阳，祛分邪恶，润泽枯朽，悦养皮肤，益充气力，扶助困竭，莫离于汤也。

圆可以逐风冷，破坚癥，消积聚，进饮食，舒荣卫，开关窍，缓缓然参合，无出于圆也。

散者，能祛风寒暑湿之气，摅寒湿秽毒之邪，发扬四肢之壅滞，除剪五脏之结伏，开肠和胃，行脉通经，莫过于散也。

下则疏豁闭塞，补则益助虚乏，灸则起阴通阳，针则行荣引卫，导引则可以逐客邪于关节，按摩则可以驱浮淫于肌肉，蒸熨辟冷，暖洗生阳，悦愉爽神，和缓安气。

若实而不下，则使人心腹胀满，烦乱鼓肿。

若虚而不补，则使人气血消散，精神耗亡，肌肉脱失，志意昏迷。

可汗而不汗，则使人毛孔关塞，闷绝而终。

合吐而不吐，则使人结胸上喘，水食不入而死。

当灸而不灸，则使人冷气重凝，阴毒内聚，厥气上冲，分遂不散，以致消减。

当针而不针，则使人荣卫不行，经络不利，邪渐胜真，冒昧而昏。

宜导引而不导引，则使人邪侵关节，固结难通。

宜按摩而不按摩，则使人淫随肌肉，久留不消。

宜蒸熨而不蒸熨，则使人冷气潜伏，渐成痹厥。

宜澡洗而不澡洗，则使人阳气上行，阴邪相害。

不当下而下，则使人开肠荡胃，洞泄不禁。

不当汗而汗，则使人肌肉消绝，津液枯耗。

不当吐而吐，则使人心神烦乱，脏腑奔冲。

不当灸而灸，则使人重伤经络，内蓄火毒，反害中和，至于不可救。

不当针而针，则使人气血散失，关机细缩。

不当导引而导引，则使人真气劳败，邪气妄行。

不当按摩而按摩，则使人肌肉膜胀，筋骨舒张。

不当蒸熨而蒸熨，则使人阳气遍行，阴气内聚。

不当淋流而淋流，则使人湿侵皮肤，热生肌体。

不当悦愉而悦愉，则使人神失气消，精神不快。

不当和缓而和缓，则使人气停意折，健忘伤志。

大凡治疗，要合其宜，脉状病候，少陈于后。凡脉不紧数，则勿发其汗。脉不疾数，不可以下。心胸不闭，尺脉微弱，不可以吐。关节不急，荣卫不壅，不可以针。阴气不盛，阳气不衰，勿灸。内无客邪，勿导引。外无淫气，勿按摩。皮肤不痹，勿蒸熨。肌肉不寒，勿暖洗。神不凝迷，勿悦愉。气不急奔，勿和缓。顺此者生，逆此者死耳。脉病之法，备说在前。

论诊杂病必死候第四十八

夫人生气健壮者，外色光华，内脉平调。五脏六腑之气消耗，则脉无所依，色无所泽，如是者百无一生，虽能饮食行立，而端然不悟，不知死之逼矣，实为病也。其大法列之于后。

病瞪目，引水，心下牢满，其脉濡而微者，死。

病吐、衄、泻血，其脉浮大牢数者，死。

病妄言，身热，手足冷，其脉细微者，死。

病大泄不止，其脉紧大而滑者，死。

病头目痛，其脉涩短者，死。

病腹中痛，其脉浮大而长者，死。

病腹痛而喘，其脉滑而利，数而紧者，死。

病四逆者，其脉浮大而短者，死。

病耳无闻，其脉浮大而涩者，死。

病脑痛，其脉缓而大者，死。

左病右痛，上病下痛者，死。

人不病而脉病者，死。

病厥逆，呼之不应，脉绝者，死。

病人脉宜大，反小者，死。

肥人，脉细欲绝者，死。

瘦人，脉躁者，死。

人脉本滑利，而反涩者，死。

人脉本长，而反短者，死。

人尺脉上应寸口，太迟者，死。

温病，三四日未汗，脉太疾者，死。

温病，脉细微而往来不快，胸中闭者，死。

温病，发热甚，脉反小弱者，死。

病甚，脉往来不调者，死。

温病，腹中痛，下痢者，死。

温病，汗不出，出不至足者，死。

病疟，腰脊强急，瘈疭者，死。

病心腹胀满，痛不止，脉坚大洪者，死。

痢血不止，身热，脉数者，死。

病腹满四逆，脉长者，死。

热病七八日，汗当出，反不出，脉绝者，死。

热病七八日，不汗，躁狂，口舌焦黑，脉反细弱者，死。

热病，未汗出，而脉大盛者，死。

热病，汗出，而脉未静，往来转大者，死。

病咳嗽，脉数，身瘦者，死。

暴咳嗽，脉散者，死。

病咳，形肥，脉急甚者，死。

病嗽而呕，便滑不禁，脉弦欲绝者，死。

病诸嗽喘，脉沉而涩者，死。

病上气，脉数者，死。

病肌热形瘦，脱肛，热不去，脉甚紧急者，死。

病肠澼转筋，脉极数者，死。

病中风，痿厥，不仁，脉紧急者，死。

病上喘气急，四肢寒，脉涩者，死。

病寒热瘈疭，脉大者，死。

病金疮，血不止，脉大者，死。

病坠损内伤，脉小弱者，死。

病伤寒，身热甚，脉反小者，死。

病厥逆汗出，脉虚而缓者，死。

病洞泄，不下食，脉急者，死。

病肠澼，下白脓者，死。

病肠澼，下脓血，脉悬绝者，死。

病肠澼，下脓血，身有寒，脉绝者，死。

病咳嗽，脉沉坚者，死。

病肠中有积聚，脉虚弱者，死。

病水气，脉微而小者，死。

病水胀如鼓，脉虚小涩者，死。

病泄注，脉浮大而滑者，死。

病内外俱虚，卧不得安，身冷，脉细微，呕而不入食者，死。

病冷气上攻，脉逆而涩者，死。

卒死，脉坚而细微者，死。

热病三五日，头痛身热，食如故，脉直而疾者，八日死。

久病，脉实者，死；又，虚缓、虚微、虚滑、弦急者，死。

卒病，脉弦而数者，死。

凡此凶脉，十死十，百死百，不可治也。

察声色形证决死法第四十九

凡人五脏六腑，荣卫关窍，宜平生气血顺度，循环无终，是为不病之本。若有缺绝，则祸必来矣。要在临病之时，存神内想，息气内观，心不妄视，著意精察，方能通神明，探幽微，断死决生，千无一误。死之证兆，具之于后。

黑色起于耳目鼻，上渐入于口者，死。

赤色见于耳目额者，五日死。

黑白色入口鼻目中者，五日死。

黑或如马肝色，望之如青，近则如黑者，死。

张口如鱼，出气不反者，死。

循摸衣缝者，死。

妄语错乱，及不能语者，死；热病，即不死。

尸臭不可近者，死。

面目直视者，死。

肩息者，一日死。

面青，人中反者，三日死。

面无光，牙齿黑者，死。

面青目黑者，死。

面白目黑者，十日死。

面赤眼黄，即时死。

面黑目白者，八日死。

面青目黄者，五日死。

眉系倾者，七日死。

齿忽黑色者，三十日死。

发直者，十五日死。

遗尿不觉者，五六日死。

唇口乍干黑者，死。

爪中青黑色，死。

头目久痛，卒视不明者，死。

舌卷卵缩者，死。

面黑直视者，死。

面青目白者，死。

面黄目白者，死。

面目俱白者，死。

面目青黑者，死。

面青唇黑者，死。

发如麻，喜怒不调者，死。

发眉如冲起者，死。

面色黑，胁满，不能反侧者，死。

面色苍黑，卒肿者，死。

掌肿无纹，脐肿出，囊、茎俱肿者，死。

手足爪甲肉黑色者，死。

汗出不流者，死。

唇反，人中满者，死。

阴阳俱绝，目眶陷者，死。

五脏内外绝，神气不守，其声嘶者，死。

阳绝阴结，精神恍惚，撮空裂衣者，死。

阴阳俱闭，失音者，死。

荣卫耗散，面目浮肿者，死。

心绝，肩息，回眄目直者，一日死。

肺绝，则气去不反，口如鱼口者，三日死。

骨绝，腰脊痛，肾中重，不可反侧，足膝后平者，五日死。

肾绝，大便赤涩下血，耳干，脚浮，舌肿者，六日死。又曰：足肿者，九日死。

脾绝，口冷，足肿胀，泄不觉者，十二日死。

筋绝，魂惊虚恐，手足爪甲青，呼骂不休者，八九日死。

肝绝，汗出如水，恐惧不安，伏卧，目直面青者，八日死。又曰：即时死。

胃绝，齿落，面黄者，七日死。又曰：十日死。

凡此，察听之，更须详酌者矣。

卷 下

疗诸病药方六十八道

万应圆

甘遂（三两） 芫花（三两） 大戟（三两） 大黄（三两） 三棱（三两） 巴豆（二两，和皮） 干漆（二两，炒） 蓬术（二两） 当归（五两） 桑皮（二两） 硼砂（三两） 泽泻（八两） 山栀仁（二两） 槟榔（一两） 木通（一两） 雷丸（一两） 诃子（一两） 黑牵牛（五两） 五灵脂（五两） 皂角（七定，去皮、弦）

上件二十味，锉碎，洗净，入米醋二斗，浸三日，入银器或石器内，慢火熬，令醋尽，焙干焦，再炒为黄色，存性，入后药：

木香（一两） 丁香（一两） 肉桂（一两，去皮） 肉豆蔻（一两） 白术（一两） 黄芪（一两） 没药（一两） 附子（一两，炮，去皮、脐） 茯苓（一两） 赤芍药（一两） 川芎（二两） 牡丹皮（二两） 白牵牛（二两） 干姜（二两） 陈皮（二两） 芸薹（二两，炒） 地黄（三两） 鳖甲（三两，醋炙） 青皮（三两） 南星（二两，浆水煮软，切，焙）

上二十味，通前共四十味，同杵，罗，为末，醋煮面糊为圆，如绿豆大，用度谨具如下。合时，须在一净室中，先严洁斋心，涤虑焚香，精诚恳诸方圣者以助药力，尤效速也。

结胸伤寒，用油浆水下七圆，当逐下恶物；如人行二十里，未动，再服。

多年积结、殗食、癥块，临卧，水下三圆至五圆，每夜服之，病即止。

如记得因伤物作积，即随所伤物下七圆。小儿、妊妇、老人勿服。

水气，通身肿黄者，茯苓汤下五圆，日二服，水消为度。如要消酒进食，生姜汤下一圆。

食后腹中一切痛，醋汤下七圆。

膈气噎病，丁香汤下三圆，夜一服。

因伤成劳，鳖甲汤下七圆，日三服，渐安，减服。

小肠痃癖气，茴香汤下三圆。

大小便不通，蜜汤下五圆；未通，加至七圆。

九种心痛，茱萸汤下五圆，立止。

尸注走痛，木瓜汤下三圆。

脚气，石楠汤下五圆，每日食前服。

卒死，气未绝，小便化七圆，灌之，立活。

产后，血不行，当归酒下三圆。

血晕、血迷、血蛊、血痢、血胀、血刺、血块、血积、血癥、血瘕，并用当归酒下二圆，逐日服。

难产横倒，榆白皮汤下二圆。

胎衣不下，烧秤锤通红，以酒淬之，带热下二圆。惟孕妇患不可服，产急难方可服之。

脾泻血痢，干姜汤下一圆。

赤白痢，甘草干姜汤下一圆。

赤痢，甘草汤下一圆。

白痢，干姜汤下一圆。

胃冷吐逆，并反胃吐食，丁香汤下二圆。

卒心腹痛，不可忍者，热醋盐汤下三圆。

如常，服一圆，临卧，茶清下。

五痫疾，牛乳下一圆，每日二服。

如发疟时，童子小便，酒下十圆，化开灌之，吐利即愈。

其效如神，疗万病。

疗万病六神丹

雄黄（一两，研）　矾石（一两，烧）　巴豆（一两，去皮）　附子（一两，炮）　藜芦（三两）　朱砂（二两，一两别研，一两为衣）

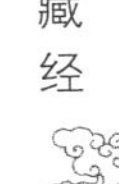

上为末，炼蜜为圆，如小豆大，一等作黍米大。男子百疾以饮服二圆，小儿量度与小者服，得利，即差。

安息香圆

治传尸，肺痿，骨蒸，鬼疰，卒心腹疼，霍乱吐泻，时气瘴疟，五利，血闭，痃癖，丁肿，惊邪诸疾。

安息香　木香　麝香　犀角　沉香　丁香　檀香　香附子　诃子　朱砂　白术　荜拨（已上各一两）　乳香　龙脑　苏合香（已上各半两）

上为末，炼蜜成剂，杵一千下，圆如桐子大，新汲水化下四圆，老幼皆一圆。以绛囊子盛一圆，弹子大，悬衣，辟邪毒魍魉，甚妙。合时，忌鸡犬、妇人见之。

明月丹

治传尸劳。

雄黄（半两）　兔粪（二两）　轻粉（一两）　木香（半两）　天灵盖（一两，炙）　鳖甲（一个，大者，去裙襕，醋炙焦黄）

上为末，醇酒一大升，大黄一两，熬膏，入前药末，为圆，如弹子大，朱砂为衣。

如是传尸劳，肌瘦面黄，呕吐血，咳嗽不定者是也。先烧安息香，令烟起，吸之不嗽者，非传尸也，不可用此药；若吸烟入口，咳嗽不能禁止者，乃传尸也，宜用此药。五更初，勿令人知，以童子小便与醇酒共一盏，化一圆服之，如人行二十里，上吐出虫，其状若灯心，而细长及寸，或如烂李，又如虾蟆，状各不同。如未效，次日再服，以应为度。仍须初得，血气未尽，精神未乱者，可用之。

地黄煎

解劳，生肌肉，进食，活血养心。

生地黄汁（五升）　生人参汁（一升）　薄荷汁（一升）　生藕汁（一升）　鹅梨汁（一升）　清酒（二升）　白蜜（四两）　生姜汁（一升）

以上同于银石器中，慢火熬成膏，却入后药：

柴胡（四两，去芦，焙） 木香（四两） 沙参（二两） 白茯苓（二两） 山药（二两） 柏子仁（二两） 远志（二两，去心） 白术（二两） 桔梗（二两） 枳实（二两，麸炒） 秦艽（三两，去芦） 麝香（二钱，另研） 熟地黄（四两）

上末，入前药膏中和，再入臼中，杵二三千下，圆如桐子大。每服食药，用甘草汤下二十圆，食后，日三服，安即住服。

起蒸中央汤

黄连（五两）

上㕮咀，以醇酒二斗同熬成膏，每夜以好酒化下弹子大一圆，汗出为度，仍服补药麝脐圆。

补药麝脐圆

麝脐（一枚，烧灰） 地黄（洗） 地骨皮 山药 柴胡（各一两） 白术（二两） 活鳖（一个，重二斤者佳）

上将鳖入醇酒一升，煮令烂熟，研细，入汁，再熬膏，入末，圆如桐子大，酒服二十圆，日二夜一。蒸，谓骨蒸也，气血相抟，久而瘦弱，遂成劳伤，肉消毛落，妄血喘咳者是也。宜以前法治之。

太上延年万胜追魂散

人参（去芦） 柴胡（去苗） 杏仁（去皮、尖） 天灵盖（炙，各一两） 蜀椒（一分） 桃柳心（一小握）

上为末，童子小便一升，末一两，垍瓶中煎令熟，空心、日午各进一服，经五日效。

醉仙丹

主偏枯不遂，皮肤不仁。

麻黄（一升，去节，水煮去沫，焙干，作末） 南星（七个，大者） 大附子（三个，黑者） 地龙（七条，去土）

上除麻黄外，先末之，次将麻黄末，用醇酒一升，熬成膏，入末，圆如弹子大。每服，食后，临睡，酒化一圆，汗出为度。偏枯不遂，皮肤不仁，皆由五脏气虚，风寒暑湿之邪蓄积于中，久而不散，乃成疾焉。以前法主之。

灵乌丹

治一切冷疾疼痛，麻痹风气。

川乌（一斤，河水浸七日，换水浸，去皮、尖，切片，干之） 牛膝（二两，酒浸，焙） 何首乌（四两，制如川乌法）

上为末，炼蜜圆，如桐子大，朱砂为衣，空心，酒下七圆，渐加至十圆，病已即止。

扁鹊玉壶丹

驻颜，补暖，祛万痛。

硫黄（一斤，以桑灰淋浓汁五斗，煮硫黄令伏，以火煅之，研如粉；掘一地坑子，深二寸许，投水在里，候水清，取调硫黄末，稀稠得所，磁器中煎干；用鏊一个，上傅以砂，砂上铺纸，下以火煅热，即取硫黄滴其上，自然色如玉矣）

上以新炊饭为圆，如麻子大，空心，食前，酒下十圆。

葛玄真人百补构精圆

熟地黄（四两） 山药（二两） 五味子（六两） 苁蓉（三两，酒浸一宿） 牛膝（二两，酒浸） 山茱萸（一两） 泽泻（一两） 茯苓（一两，去皮） 远志（一两、去心） 巴戟天（一两、去心） 赤石脂（一两） 石膏（一两） 柏子仁（一两，炒） 杜仲（三两，去皮，锉碎，慢火炒，令丝断）

上为末，炼蜜圆，如桐子大，空心，温酒下二十圆，男子、妇人皆可服。

涩精金锁丹

韭子（一斤，酒浸三宿，滤出，焙干，杵为末）

上用酒糊为圆，如桐子大，朱砂为衣，空心，酒下二十圆。

疗百疾延寿酒

黄精（四斤）　天门冬（三斤）　松叶（六斤）　苍术（四斤）　枸杞子（五升）

上以水三石，煮一日，取汁，如酿法成，空心，任意饮之。

交藤圆

驻颜，长算，祛百疾。

交藤根（一斤，紫色者，河水浸七日，竹刀刮去皮，晒干）　茯苓（五两）　牛膝（二两）

上为末，炼蜜搜成剂，杵一万下，圆如桐子大，纸袋盛之，酒下三十圆，空心服，久服延寿。忌猪、羊肉。

天仙圆

补男子、妇人虚乏。

天仙子　五灵脂（各五两）

上炒令焦黑色，杵末，以酒糊为圆，如绿豆大，食前，酒服十五圆。

左慈真人千金地黄煎

生地黄（一秤，取汁，于石器中熬成膏，入熟干地黄末，看硬软剂，杵千下）

上圆如桐子大，每服二十圆，空心服。久服断欲，神仙不死。

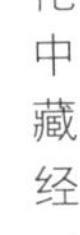

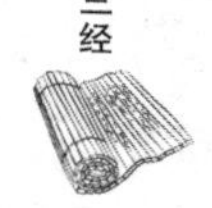

取积聚方

轻粉　粉霜　朱砂（各半两）　硼砂（研）　巴豆霜（二钱半）

上同研匀，炼蜜作剂，旋圆如麻子大，生姜汤下三圆，量虚实加减。

治癥瘕方

大黄（湿纸裹，煨）　三棱（湿纸裹，煨热，锉）　干漆（炒，令烟尽）　巴豆（去皮，出油）

以上各一两，为末，醋一方，熬成膏，入后药：

木香　丁香　枳实（麸炒，去穰）　桂心（各一两）

上为末，入前项膏子，和成剂，杵千下，为圆如绿豆大，饮服三五圆，食后服。

通气阿魏圆

治诸气不通，胸背痛，结塞闷乱者，悉主之。

阿魏（二两）　沉香（一两）　桂心（半两）　牵牛末（二两）

上先用醇酒一升，熬阿魏成膏，入药末为圆，樱桃大，朱砂为衣，酒化一圆。

治尸厥卒痛方

尸厥者，谓忽如醉状，肢厥而不省人事也。卒痛者，谓心腹之间，或左右胁下，痛不可忍，俗谓鬼箭者是。

雄黄（二两，研）　朱砂（二两，研）

上二味再同研匀，用大蒜一头，湿纸裹煨，去纸，杵为圆，樱桃大，每服一圆，热酒化下。

鬼哭丹

主腹中诸痛，气血凝滞，饮食未消，阴阳否隔，寒热相乘，抟而为痛，宜以此方主之。

川乌（十四个，生） 朱砂（一两） 乳香（一分）

上为末，以醋一盏，五灵脂末一两，煮糊和圆，如桐子大，朱砂为衣，酒下七圆。男子温酒下，女人醋汤下。

治心脾卒痛不可忍者

木香 蓬术（各一两） 干漆（一分，炒）

上为末，每服一钱，热醋汤调下，入口立止。

取长虫兼治心痛方

大枣（廿一个，去核） 绿矾（一两，作二十一块子，填枣中，面裹，烧红，去面） 雷丸（七个） 轻粉（一钱） 木香（一钱） 丁香（一钱） 水银（半两，入铅半两，溶成砂子）

上为末，取牛肉二两，车脂一两，与肉同锉令烂，米醋一升，煮肉令成膏，入药同熬，硬软得所，入臼中杵三二千下，圆如酸枣大。圆时，先以绯线一条，圆在药中，留二尺许作系。如有长虫者，五更初，油浆水吞下一圆，存线头，勿令吞尽；候少顷，心中痛，线动，即急拽线，令药出，则和虫出。若心气痛不可忍者，热醋汤化下一圆，立止。

治虫毒方

水银 蜜陀僧 黄丹 轻粉 大黄 丁香 诃子 雄雀粪（各一两）

上为末，每服二钱，用面半两，共水和成油饼，食之。又法，作棋子，入浆水煮热，食之。

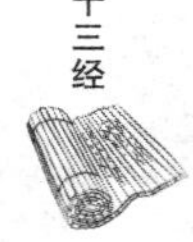

破棺丹

治阴厥，面目俱青，心下硬，四肢冷，脉细欲绝者。

硫黄（一两，无灰酒煮三日三夜，如耗，旋添暖酒，日足取出，研为末）　丹砂（一两，研匀细）

上以酒煮糊为圆，如鸡头大。有此病者，先于净室中，勿令人知，度病人长短，掘一地坑子，深一尺以来，用苜蓿火烧，令坑子极热，以醋五升沃令气出，内铺衣被，盖坑；以酒化下一圆，与病人服之后，令病人卧坑内，盖覆，少时汗出，即扶病者令出；无风处盖覆，令病人四肢温，心下软，即渐去衣被，令通风，然后看虚实调补。

再生圆

起厥死犹暖者。

巴豆（一两，去皮，研）　朱砂（一两，细研）　麝香（半两，研）　川乌尖（十四个，为末）　大黄（一两，炒，取末）

上件再同研匀，炼蜜和圆，如桐子大，每服三圆，水化下，折齿灌之，立活。亦疗关膈结胸，极效。

救生圆

治卒死。

大黄（四两）　轻粉（半两）　朱砂（一两）　雄黄（一分）　巴豆（七个，去皮，细研，取霜）

上为末，以鲫胆汁和圆，如鸡头大，童子小便化开一圆，斡开口，灌之，内大葱一寸许入鼻中，如人行五七里，当吐出涎，即活。

治脾厥吐泻霍乱

黑附子（炮，去皮、脐，八破）　干姜（炮）　甘草（炙）　肉豆蔻（各一两）

上为末，水半升，末四钱，枣七个，姜一分，同煎去半，温服，连进三服。

三生散

起卒死，兼治阴盛四逆，吐泻不止。

草乌（七个）　厚朴（一尺）　甘草（三寸，并生用）

上为末，水一中盏，末一钱，枣七个，煎七分服。重者，灌之。

起卒死

葱葱根（二两）　瓜蒂（一分）　丁香（十四粒）

上为末，吹一字入鼻中，男左女右，须臾自活。身冷强厥者，勿活。

浴肠汤

治阳厥发狂，将成疸。

大黄（四两，湿纸裹，煨）　大青叶　栀子仁　甘草（各一两，炙）

上为末，水五升，末四两，煎减二升，内朴硝五合，再熬去一升，取汁二升，分四服，量虚实与之，大泻为度。如喜水，即以水浇之；畏水者，勿与吃，大忌。

破黄七神丹

朴硝（二斤）　朱砂（五两）　大黄（七两）　甘遂（二两）　山栀（二两）　轻粉（一两）　豉（半斤，以绢袋盛之）

上七味，以水二斗，熬令水尽，除去甘遂、豉、栀子、大黄，只取朴硝、朱砂、轻粉为末，以水浸豉汁，研匀后入末，三味同和，煮糯米糊为圆，如弹子大。新水化一圆，吐泻为度。

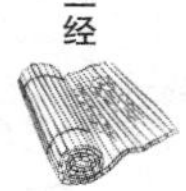

三黄圆

治三消，吐血，诸黄疸。

黄连（三两） 黄芩（二两） 大黄（一两）

上为末，炼蜜为圆，如桐子大，食后，温水下十五圆，量虚实加减服。

通中延命玄冥煮朱砂法

治尿血，开拥塞，解毒，治一切热病，风气，脚毒，蛊毒。

朱砂（五两） 朴硝（半秤，水煮七遍，每遍用水三升，水尽为度，取霜，再入水二升） 苏木（二两） 大黄（五两） 郁金（三两） 山栀（二两） 人参（二两） 桑皮（二两） 甘草（五两）

上件同熬，水尽为度，只用朱砂，去余药，杵末，炼蜜圆，桐子大。每服二十圆，饮下，可疏诸毒，尤妙。

治暴热毒，心肺烦而呕血方

大黄（二两，为末，以地黄汁拌匀，湿即焙干）

上为末，每服二钱，地黄汁调下，以利为度。甘草汤亦得。

治吐血方

蛤粉（四两） 朱砂（一两）

上为末，新汲水调下五钱，未已再服，止即已。

治中暍死，心下犹暖，起死方

令病者仰面卧，取温水，不住手浇淋脐中，次以童子小便合生地黄汁灌之，自活。禁与冷水，只与温熟水饮之。

玉霜膏

治一切热毒喉闭。

朴硝（一斤）　牙硝（半斤）　硼砂（四两）　矾石（二两）

上为末，火熔成汁，筑一地坑子，令实，倾入，盆覆一夕，取杵为末，入龙脑二两，研匀，新汲水半盏，合生蜜调一钱，小儿量与服。

百生方

救百物入咽，喉鲠欲死者。

茯苓（去皮）　贯众　甘草

上件各等分，为末，每服一钱，米饮调一分，立效。

治喉闭，闷气欲死者

上取干漆，烧令烟出，竹筒子吸烟，吞之，立效。

治漏胎胎损方

川芎　艾叶（各一两，炒）　阿胶（炒）　白茯苓

上末之，糯米饮调下二钱匕，日七服，仍食糯米粥养之。

治妇人血崩方

枳壳（一钱，面炒）　地黄（二钱，烧醋淬十四次）

上为末，醋汤调下一钱匕，连三服，效。

治妇人血闭方

干漆（二两，烧）　生地黄汁（五升）

上熬成膏，酒化枣大许，空心服。

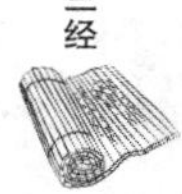

三不鸣散

治小便不通及五淋。

取水边、灯下、道边蝼蛄各一个（三处取三个，令相交，取活者一个，如后法。麝香酒，食空下）

上内于瓶中，封之，令相噬，取活者，焙干，为末。每服一钱匕，温酒调服，立通。

甘草汤

解方药毒。

甘草（一十二两）

上件锉碎，水二斗，煎至一斗，取清，温冷得所，服。……仍尽量服。

治溺死方

取石灰三石，露首培之，令厚一尺五寸，候气出后，以苦葫芦穰作末。如无，用瓜蒂。

上用热茶调一钱，吐为度，省事后，以糜粥自调之。

治缢死方

先令人抱起，解绳，不得用刀断；扶于通风处，高首卧；取藂葱根末，吹入两鼻中；更令亲人吹气入口；候喷出涎，即以矾石末，取丁香煎汤，调一钱匕，灌之。

槐子散

治久下血，亦治尿血。

槐角中黑子一升，合槐花二升，同炒焦。

上件为末，每服二钱，用水调下，空心、食前各一服，病已，止。

治肠风下血

荆芥穗　地黄（各二两）　甘草（半两）

上为末，每服一钱，温酒调下，食后，日三夜一。

治暴喘欲死方

大黄（一两）　牵牛（二两，炒）

上件为细末，每服二钱，蜜水调下，立愈。治上热痰喘，极效。若虚人，肺虚冷者，不可用。

大圣通神乳香膏

贴诸毒疮肿、发背、痈疽。

乳香（一两）　没药（一两）　血竭（一两）　黄蜡（一两）　黄丹（二两）　木鳖（二两，去壳）　乌鱼骨（二两）　海桐皮（二两）　不灰木（四两）　沥青（四两）

上并为末，用好油四两，熬令热，下药末熬，不住手搅之，令黑色，滴水中成珠，即止。

水澄膏

治病同前。

井泉石　白及（各一两）　龙骨　黄柏　郁金（各半两）　黄蜀葵花（一分）

上六味，并为末，每服二钱，新汲水一盏，调药，打令匀，伺清，澄去浮水，摊在纸花上，贴之，肿毒、发背皆治。

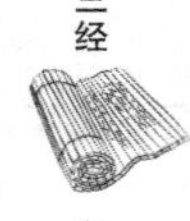

更苏膏

治一切不测恶疮，欲垂死。

南星（一个） 半夏（七个） 巴豆（五个，去壳） 麝香（半钱）

上为细末，取腊月猪脂，就膏。令如不痛疮，先以针刺破，候忍痛处，使以儿乳汁同调，贴之。

千金膏

贴一切恶疮痈疖。

定粉 南粉 腻粉 黄丹（各一分）

上为末，入麝香一钱，研匀，油调得所，成膏，贴。

定命圆

治远年日近一切恶候漏疮。（此药为末，熔开蜡，就汤内为条，如布针大，入内，云母膏贴之）

雄黄 乳香（各一分） 巴豆（二十一粒，去皮，不去油）

上研如粉，入白面三钱，水和圆，如小豆或小麦粒大，两头尖，量病浅深，内疮中，上用乳香膏贴之，效。服云母膏，尤佳。

麝香圆

治一切气漏疮。

麝香（一分） 乳香（一分） 巴豆（十四粒，去皮，去油）

上为末，入枣肉，和成剂，圆作铤子，看疮远近任药，以乳香膏贴之，以效为度。

香鼠散

治漏疮。

香鼠皮（四十九个，河中花背者是） 龙骨（半两） 蝙蝠（二个，用心、肝） 黄丹（一分） 麝香（一钱） 乳香（一钱） 没心草（一两，烧灰）

上入垍合中，泥固济，炭三斤煅，火终放冷，为末。用葱浆水洗净，以药贴之，立效。

定痛生肌肉方

胭脂（一分） 血竭（一两） 乳香（一分） 寒水石（三两，烧）

上为末，先以温浆水洗过，拭干，傅疮，甚妙。

又，定痛生肌肉方

南星（一个） 乳香（二钱） 定粉（半两） 龙骨（半两） 不灰木（一两，烧过）

上为末，先以温浆水洗疮口，以软帛拭干，傅之。

治白丁憎寒喘急昏冒方

葶苈 大黄（各一两） 桑白皮 茯苓（各二两） 槟榔（七个） 郁李仁 汉防己（各三分）

上件为末，每服三钱，蜜水调下，以疏下恶物为度。

又，取白丁方

铅霜（一分） 胆矾 粉霜（各一钱） 蜈蚣（一条）

上件为末，先刺令血出，内药米心大，以醋面饼封口，立愈。

治赤丁方

黄连 大黄（各一两）

上件为末，以生蜜和圆，如桐子大，每服三十圆，温水下，以利为度。

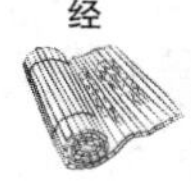

又，取赤丁方

杏仁（七个，生用）

上件嚼烂，漱之，令津满口，吐出，绵滤汁，入轻粉少许，调匀，以鸡羽扫之。

治黄丁方

巴豆（七个，去心、膜） 青州枣（七个，去核，安巴豆在枣内，以面裹，煨通赤）

上件为末，以硼砂、醋作面糊为圆，如绿豆大。每服五圆至十圆，米饮下，以利为度。

又，取黄丁方

黄柏（二两） 郁金（半两）

上件为细末，以鸡子清调，雉羽扫上。

治黑丁方

菟丝子 菖蒲

上二味，等分，为末，酒浸，取汁，扫丁上，更服肾气圆补之。

治青丁方

谷精草 蝉壳（各一两） 苍术（五两）

上为末，每服一钱，水调服，食前。仍以针刺丁出，用桑柴灰汁洗之，立效。